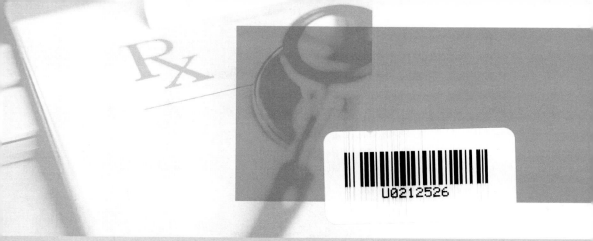

临床处方审核案例详解丛书

总主编 吴新荣 杨 敏 副总主编 李茹冰 王景浩 主审 郑志华

心血管系统疾病

主　编　刘春霞　郑　萍　陈艳芳

副主编　吴巧利

编　者　(按姓氏笔画排序)

　　　　刘春霞 (中山大学孙逸仙纪念医院)

　　　　吴巧利 (广州市增城区人民医院)

　　　　陈艳芳 (广州市第八人民医院)

　　　　周　娟 (广州医科大学附属第二医院)

　　　　郑　萍 (南方医科大学南方医院)

人民卫生出版社

·北 京·

版权所有，侵权必究！

图书在版编目（CIP）数据

心血管系统疾病 / 刘春霞，郑萍，陈艳芳主编 . —
北京：人民卫生出版社，2020.10（2021.8重印）
（临床处方审核案例详解丛书）
ISBN 978-7-117-30556-3

Ⅰ. ①心⋯ Ⅱ. ①刘⋯②郑⋯③陈⋯ Ⅲ. ①心脏血
管疾病 — 处方 Ⅳ. ①R540.5

中国版本图书馆 CIP 数据核字（2020）第 186081 号

人卫智网	www.ipmph.com	医学教育、学术、考试、健康，
		购书智慧智能综合服务平台
人卫官网	www.pmph.com	人卫官方资讯发布平台

心血管系统疾病

Xinxueguan Xitong Jibing

主　　编：刘春霞　郑　萍　陈艳芳
出版发行：人民卫生出版社（中继线 010-59780011）
地　　址：北京市朝阳区潘家园南里 19 号
邮　　编：100021
E - mail：pmph @ pmph.com
购书热线：010-59787592　010-59787584　010-65264830
印　　刷：北京铭成印刷有限公司
经　　销：新华书店
开　　本：710×1000　1/16　　印张：13
字　　数：240 千字
版　　次：2020 年 10 月第 1 版
印　　次：2021 年 8 月第 2 次印刷
标准书号：ISBN 978-7-117-30556-3
定　　价：49.00 元

打击盗版举报电话：010-59787491　E-mail：WQ @ pmph.com
质量问题联系电话：010-59787234　E-mail：zhiliang @ pmph.com

《临床处方审核案例详解丛书》
编 委 会

《临床处方审核案例详解丛书》
分册目录

序号	书名	分册主编
1.	处方审核基本知识	郑锦坤　邱凯锋　吴晓松
2.	感染性疾病	吴红卫　陈　杰
3.	心血管系统疾病	刘春霞　郑　萍　陈艳芳
4.	呼吸系统疾病	魏　理
5.	消化系统疾病	常惠礼　黎小妍
6.	内分泌代谢疾病	伍俊妍　王　燕
7.	神经系统疾病与精神障碍	张晓娟　温预关
8.	五官科疾病	张紫萍　王延东

序 一

在新医改的变革浪潮下，我国的医疗卫生服务体系面临着以疾病为中心向以患者为中心的方向转变，药师的服务模式也面临巨大挑战。当前，无论是医院药师还是社会药店药师，都要积极行动起来，主动适应药学服务从传统的调剂方式向以合理用药为目标、以患者为中心的全方位药学服务的转变，尤其是应加强患者个体化的合理用药支持工作。

在过去的几十年中，为解决缺医少药的问题，我国的传统药学教育培养了一大批"会做药"的药师。随着医改和健康中国战略的实施，我们不仅需要"会做药"的药师，还需要能服务于临床药物治疗和患者用药的"会用药"的药师。补齐当前缺乏"会用药"的药师这一短板是当务之急。

2018 年 6 月 29 日，国家卫生健康委员会办公厅、国家中医药管理局办公室、中央军委后勤保障部办公厅联合印发《医疗机构处方审核规范》（简称《规范》），《规范》中明确了"药师是处方审核工作的第一责任人"，在肯定药师在合理用药中的地位的同时，也对药师的服务水平提出了更高层次的要求，并把处方审核作为药师进行合理用药服务工作的最重要的一环，因此提升药师的处方审核能力就变得极为重要。

本丛书的作者团队均为具有丰富的一线经验的处方审核专家，他们不辞辛苦，走遍大江南北，举办了多期药师处方审核能力培训班，积累了丰富的实战经验，结合工作中的真实案例形成此书。这种理论和案例相结合的编写模式是本丛书的一大特色。

本丛书不仅可以为一线药师提供实用的身临其境的帮助和指导，有助于药师处方审核实践能力的提升，同时也是对我国"会用药"的药师队伍建设的学术贡献。

仅以此简序，祝贺《临床处方审核案例详解丛书》出版！

李大魁

2020 年 5 月

序　二

　　2018年,国家卫生健康委员会等3个部门联合制定了《医疗机构处方审核规范》,明确了"药师是处方审核工作的第一责任人",并对处方审核管理和流程作出了具体规范。

　　不合理用药是全球性问题,已成为影响医疗质量和医疗费用的重要因素。药师的审方能力与医学素养和综合能力直接相关。我国的审方药师普遍存在知识结构缺陷和医学知识不足问题,缺乏及时发现并制止不合理处方的能力。因此,统一审方标准,规范审方行为,提高药师的综合素质,培养合格的审方药师已成为我国药学服务的当务之急。广东省药学会从2018年7月中旬启动"处方审核能力"培训学习班,并相继发布了《广东省药师处方审核能力培训标准》《处方审核标准索引(2019年版)》,出版了国内第一部审方教材《药师处方审核培训教材》;广东省省内培训实现全覆盖,并拓展到全国其他省区,同时为满足广大药师的需求开辟了线上培训。截至2019年12月,本项目已为全国各省市培训超过15 000名合格的审方药师,占我国医院药师总数的1/30,培训效果得到广泛肯定,处方审核培训项目广受欢迎,经培训合格的审方药师以其培训所获知识、技能已有效应用于临床审方实践中,成果颇丰。

　　随着《国务院办公厅关于加强三级公立医院绩效考核工作的意见》(国办发〔2019〕4号)的发布,以及医院绩效考核工作的不断推进,合理用药考核指标举足轻重,审方药师培训更需要与之相适应。广东省药学会在两年多的培训实践中,收集和积累了大量宝贵的问题处方案例,对提高审方药师的处方分析能力及审方技能具有十分重要的应用价值。为了更好地总结经验,并希望起到抛砖引玉的作用,广东省药学会组织各大医院专家和资深临床药师,共同编写了《临床处方审核案例详解丛书》,旨在为医院药师和社会药店药师提供审方指导和参考。本套丛书共8个分册。

　　本套丛书采取理论结合实践的撰写方式,按照系统疾病分类,列举了各系统常见疾病的流行病学特点、临床特点、诊断特点及相关疾病的高危因素及预防、治疗方法,重点分析处方常见问题。每个典型处方案例均来源于真实病例,书中详细解析各处方案例审核方法,明确学习目的,陈述案例客观资料,总结案例特征,并以药品说明书为基础,结合指南或专家共识,全面系统分析处方中药物使用的合理性及存在的问题,力求实用,以不断提高审方药师的审方专业技能。

本套丛书的出版,要特别感谢受邀参编的药学专家,他们以满腔的热情、丰富的经验,在较为紧迫的时间内以较高质量完成了本丛书的编写工作;此外,广大审方培训班学员也提出了很多建设性意见,在此一并感谢。

由于医药科学迅猛发展,因此本丛书所述的案例及机制分析有可能存在滞后情况,衷心希望专家和其他读者惠予纠正。

丛书编委会

2020 年 5 月

前　言

随着人们生活水平的提升和工作压力的增大,心血管系统疾病的发病率不断攀升,心血管系统疾病已成为造成我国居民死亡和疾病负担的首要病因。近年来,心血管药物研发进展飞速,心血管系统疾病的诊断和治疗水平取得了革命性的变化,大规模临床试验结果为临床用药提供了循证医学证据。然而,心血管系统疾病大多为慢性病,需要长期药物治疗,临床上使用的抗凝血药、抗血小板药等普遍存在个体差异。此外,心血管系统疾病患者常伴有各种合并症,药物治疗较为复杂,常需要合并用药,易出现严重不良反应。这些都对从事心血管系统疾病防治工作的医务人员提出了更高的要求。药师审方是医嘱执行过程中不可缺少的一环,2018年国家卫生健康委员会等3部门联合制定的《医疗机构处方审核规范》指出,药师是处方审核工作的第一责任人,处方审核的目的是保障患者用药安全、促进临床合理用药,也是药师专业技术价值的具体表现。本书作为《临床处方审核案例详解丛书》的分册之一,遵照《医疗机构处方审核规范》标准,参考近年来公布的心血管系统疾病相关诊疗指南,以大量真实的处方案例为基础,将常见心血管系统疾病治疗的知识点与临床处方案例相结合,进行临床处方审核要点、机制分析、干预建议等介绍,以期提高药师的处方审核能力、临床实践技能和药学服务水平,确保患者用药安全、有效、经济、适当。

近年来,在高血压、心律失常和冠心病的防治方面涌现出一系列的大规模多中心临床试验,这些临床试验的结果及基于试验结果由权威机构发布的临床指南为药师审方提供了重要依据和指导准则。本书共四章,首先为心血管系统疾病概述、特点、危险因素及预防、治疗、处方审核常见问题,再以发病率较高且需要长期药物治疗和预防的高血压、冠心病以及用药种类繁多、药物作用机制复杂的心律失常三个病种作为药师处方审核的重点病种进行介绍。参加本书编写的成员均是具有丰富工作经验的主任药师、资深教授和骨干中青年药师,他们具有扎实的理论基础和丰富的临床用药实践经验,书中的每个章节都经他们仔细斟酌推敲完成。其中高血压、心律失常以及冠心病章节分别由中山大学孙逸仙纪念医院刘春霞主任药师、南方医科大学南方医院郑萍副主任药师以及广州市第八人民医院陈艳芳副主任药师负责编写,在此,谨向在百忙之中参与编写和审稿的各位专家、教授、同行表示衷心的感谢。

在本书的编写过程中,虽然我们参照了近年来公布的国内外心血管系统疾病诊疗指南,但由于临床研究不断推进,大量的循证医学证据不断涌现,心血管系统疾病的诊疗指南更新很快,本书难免有所疏漏,敬请读者批评指正,实际使用中因时因地灵活掌握。

刘春霞

2020 年 11 月

目　　录

第一章

总 论

第一节 心血管系统疾病概述

心血管系统由心脏和血管(包括大血管及其分支和毛细血管网)组成。心血管系统疾病(cardiovascular disease,CVD)是指包括心脏和血管疾病、肺循环疾病和脑血管疾病的一组循环系统疾病,包括高血压、冠心病、风湿性心脏病、先天性心脏病、脑血管疾病、主动脉瘤和其他外周血管病变。心血管系统疾病是现代社会严重威胁人类健康,引起死亡的主要疾病。

一、流行病学

心血管系统疾病是我国居民的首要死亡原因,也是全球第 1 位的死亡原因。《中国心血管病报告 2018》显示,中国的心血管系统疾病患病率及死亡率仍处于上升阶段,心血管系统疾病现患人数约 2.9 亿,其中高血压约 2.45 亿,冠心病约 1 100 万,肺源性心脏病约 500 万,心力衰竭约 450 万,风湿性心脏病约 250 万,先天性心脏病约 200 万。心血管系统疾病的死亡率居首位,高于肿瘤及其他疾病,占居民疾病死亡构成的 40% 以上,每 5 例死亡中就有 2 例死于心血管系统疾病。心血管系统疾病的住院总费用也在快速增加,自 2004 年至今,年均增速远高于国民生产总值增速。

二、分类

(一)心力衰竭

心力衰竭(heart failure,HF)是指各种心脏结构或功能性疾病导致心室充盈和 / 或射血功能受损,心排血量不能满足机体组织代谢需要,以肺循环和 / 或体循环淤血,器官、组织血压灌注不足为临床表现的一组综合征。心力衰竭是一种综合因素引起的复杂的临床综合征,也是各种心脏病发展的最终结局。心力衰竭的临床表现多种多样,差别很大,取决于多种因素,包括患者的年龄、心脏功能受损的范围和程度,以及在疾病过程中心室开始受累的时间,主要表现有呼吸困难、体力活动受限和体液潴留。心力衰竭的分类方法较多,大致分为以下几类:急性和慢性心力衰竭;左心衰竭、右心衰竭和全心衰竭;收缩性和舒张性心力衰竭;低排量型和高排量型心力衰竭。

（二）心律失常

心律失常(arrhythmia cordis)是指心脏冲动的频率、节律、起源部位、传导速度或激动次序的异常。按照其发生原理,可分为冲动形成异常和冲动传导异常两大类。按照心律失常发生时心率的快慢,可分为快速性心律失常与缓慢性心律失常两大类。

（三）动脉粥样硬化和冠状动脉粥样硬化性心脏病

动脉粥样硬化(atherosclerosis, AS)是动脉硬化中最常见、最重要的一种。AS 的特点是病变从动脉内膜开始,先后有脂质和复合糖类积聚、出血和血栓形成、纤维组织增生和钙质沉着,并有动脉中层的逐渐退变和钙化。按照受累动脉部位的不同,可分为主动脉粥样硬化、冠状动脉粥样硬化、颅脑动脉粥样硬化、肾动脉粥样硬化、肠系膜动脉粥样硬化、四肢动脉粥样硬化。其中,冠状动脉发生粥样硬化引起管腔狭窄或闭塞,导致心肌缺血缺氧或坏死而引起的心脏病即为冠状动脉粥样硬化性心脏病(coronary atherosclerotic heart disease),简称冠心病(coronary artery heart disease, CHD)。动脉粥样硬化临床上多见于 40 岁以上的中老年人,49 岁以后发展较快,常有高血压、血脂异常、糖尿病、吸烟、肥胖等高危因素。近年来,临床发病年龄有年轻化趋势。根据累及动脉的部位不同,其临床症状各异,如颅脑动脉粥样硬化可引起脑血管意外,长期脑缺血造成脑萎缩时,可发展为血管性痴呆;肾动脉粥样硬化可引起肾区疼痛、尿闭和发热,甚至引起肾衰竭;肠系膜动脉粥样硬化可引起消化不良、肠道张力减低、便秘和腹痛等症状;四肢动脉粥样硬化则可引起下肢发凉、麻木和典型的间歇性跛行。

（四）高血压

高血压(hypertension)是指在未使用抗高血压药的情况下,诊室收缩压(SBP)≥ 140mmHg 和 / 或舒张压(DBP)≥ 90mmHg。根据血压升高水平,将高血压分为 1 级、2 级和 3 级。《中国高血压防治指南(2018 年修订版)》推荐,根据血压水平、心血管危险因素、靶器官损害、临床并发症和糖尿病进行心血管风险分层,分为低危、中危、高危和很高危 4 个层次。高血压分为原发性高血压和继发性高血压,其中原发性高血压占 90% 以上。

（五）心肌病

心肌病是一组异质性心肌疾病,是由不同病因(遗传病因较多见)引起的心肌病变导致心肌机械和 / 或心电功能障碍,常表现为心室肥厚或扩张。先天性心脏病、冠心病、高血压、心脏瓣膜病等其他心血管系统疾病继发的心肌病理性改变不属于心肌病的范畴。《心肌病诊断与治疗建议(2007)》参考 1995年世界卫生组织(World Health Organization, WHO)/国际心脏病学会及联合会(International Society and Federation of Cardiology, ISFC)和 2006 年美国心脏协会(American Heart Association, AHA)的专家共识,将心肌病分为扩张型心肌病、肥厚型心肌病、致心律失常性右室心肌病、限制型心肌病和未定型心肌病 5 类,此后,在心肌病的分类及诊断上未再推出新的指南与共识。而人民卫生出版社出版的《内科学》(第 9 版)则采用 AHA 的标准,将心肌病分为遗传性心肌病、混合性心肌病(大部分非遗传性,小部分遗传性)及获得性心肌病 3 类。

(六) 先天性心血管病

先天性心血管病(congenital cardiovascular disease)是指心脏及大血管在胎儿期发育异常引起的、在出生时病变即已存在的疾病。此病可用不同的方法来分类,根据各项检查尤其是从二维超声心动图结合多普勒技术所显示的病理解剖、血流动力学和病理生理变化,可分为无分流、左向右分流和右向左分流 3 类。后两类可转变成共存,即左向右分流在疾病发展过程中可转变为右向左分流或同时存在左向右分流和右向左分流双向。先心病的临床表现与该先天畸形所引起的病理解剖和病理生理变化密切相关。

(七) 心脏瓣膜病

心脏瓣膜病(valvular heard disease, VHD)是指由多种原因引起的心脏瓣膜狭窄和/或关闭不全所致的心脏疾病。心脏瓣膜病的常见病因包括炎症、黏液样变性、先天畸形、缺血性坏死等。不同病因累及的瓣膜不一样,风湿性心脏病患者中二尖瓣最常受累,其次为主动脉瓣;而老年退行性瓣膜病以主动脉瓣病变最为常见,其次是二尖瓣病变。病变可累及 1 个瓣膜,也可累及 2 个以上瓣膜,后者称多瓣膜病。VHD 通常进展缓慢,症状隐匿,但可导致猝死或非预期性死亡,是引起心力衰竭及心脏性猝死的最重要的病因之一。

(八) 其他

心血管系统疾病的分类还有很多,包括心包疾病、感染性心内膜炎、心搏骤停与心脏性猝死、主动脉疾病和周围血管病、心血管神经症、心脏肿瘤等。

第二节 心血管系统疾病的特点

一、临床特点

(一) 常见症状

心血管系统疾病的常见症状有呼吸困难、发绀、胸痛、心悸、水肿、晕厥,其他症状还包括咳嗽、咯血、少尿、头痛、头昏或眩晕、上腹胀痛、恶心、呕吐、声音嘶哑等。多数症状也见于其他系统的疾病,并非心血管系统疾病所特有,因此分析时要作出仔细的鉴别。

(二) 常见体征

心血管系统疾病的常见体征有心界增大、原有心音的异常变化、额外心音、心脏杂音和心包摩擦音、心律失常、肺部啰音、周围动脉的杂音和"枪击声"、心尖搏动异常、毛细血管搏动、静脉充盈或异常搏动、脉搏的异常变化、肝颈静脉反流征、肝脾大、下肢水肿等。

这些体征对诊断心血管系统疾病多数具特异性,尤其有助于心力衰竭、心律失常、心脏瓣膜病、心包炎等的诊断。此外,两颧呈紫红色有助于诊断二尖瓣狭窄和肺动脉高压;发绀和杵状指(趾)有助于诊断右至左分流的先天性心脏病;皮肤黏膜的瘀点、Osler 结节、Janeway 点等有助于诊断感染性心内膜炎;环形红斑、皮下结节等有助于诊断风湿热。

二、诊断特点

诊断心血管系统疾病需根据病史、临床症状和体征、实验室检查和器械检查等资料作出综合分析。为能更好地反映疾病性质,有助于判断预后和指导治疗,在诊断心血管系统疾病时,需将病因诊断、病理解剖诊断和病理生理分类诊断,先后同时列出。

(一) 病因诊断

包括先天性、风湿性、高血压性、动脉粥样硬化性等(对原因不明的疾病,通常在病名前加上"原发性"或"特发性",如原发性扩张型心肌病)。

(二) 病理解剖诊断

包括心房、心室增大,瓣膜受累情况,心包改变以及心肌梗死等。

(三) 病理生理分类诊断

包括心功能状况、心律等。通常采用美国纽约心脏病学会(New York Heart Association,NYHA)分级法评价心功能。

第三节 心血管系统疾病的危险因素及预防

危险因素是指与某一疾病的发病率增高有关的因素。心血管系统疾病的危险因素可以归为两大类:遗传因素和环境因素。前者包括年龄、性别、家族遗传史等;后者包括高血压、血脂异常、糖尿病和糖耐量异常、超重与肥胖、吸烟、缺乏体力活动、不平衡膳食、大气污染等,这些因素和生活方式密切相关。改善环境危险因素是目前心血管系统疾病防治的目标,本节主要探讨的是导致心血管系统疾病的环境危险因素及其预防。

一、危险因素

(一) 高血压

高血压是最常见的心血管系统疾病,同时也是脑卒中、心肌梗死、心力衰竭、慢性肾脏病的重要危险因素。流行病学研究显示,收缩压从 115mmHg 开始与心血管风险呈连续正相关。在对全球 61 组人群(约 100 万人,40~89 岁)的前瞻性观察研究中,基线血压从 115/75mmHg 到 185/115mmHg,平均随访 12 年,结果发现收缩压或舒张压与心血管系统疾病死亡风险呈连续、独立、直接的正相关关系,收缩压每升高 20mmHg 或舒张压每升高 10mmHg,心血管系统疾病发生的风险倍增。此外,高血压常和其他心血管系统疾病的危险因素如糖尿病和糖耐量异常、吸烟、血脂异常、超重与肥胖等合并存在,具有协同致病作用,进一步增加患者心血管系统疾病的发病风险。我国在 1958—1959 年、1979—1980 年、1991 年和 2002 年进行过 4 次全国范围内的高血压抽样调查,4 次调查的高血压患病率分别为 5.1%、7.7%、13.6% 和 17.6%,呈明显的升高趋势。2018 年,*Circulation* 杂志发表了我国"十二五"高血压抽样调查最新结果,我国 ≥ 18 岁成人高血压患病率为 23.2%,患病人数达 2.45 亿,正常高值血压患病率为 41.3%,患病人数 4.25 亿,患病率随年龄增加而升高。

(二) 糖尿病和糖耐量异常

糖尿病是心血管系统疾病的独立危险因素。糖尿病使心脏、脑和周围血管疾病风险增加 2~7 倍。与非糖尿病人群相比,糖尿病人群全因死亡、心血管病死亡、失明和下肢截肢风险均明显增高。其中心血管系统疾病是糖尿病患者致残致死的主要原因。2017 年 *JAMA* 杂志发表了我国糖尿病及糖尿病前期的最新流行病学数据,数据显示 2013 年我国成人的糖尿病患病率为 10.9%,糖尿病前期流行率为 35.7%,糖尿病患病率在老年人群、男性、城市居民、经济发达地区居民以及超重和肥胖人群中更高。

(三) 血脂异常

血脂是血清中的胆固醇(TC)、甘油三酯(TG)和类脂(如磷脂)等的总称。血脂异常通常指血清中的 TC 和 / 或 TG 水平升高,实际上血脂异常也泛指包括低高密度脂蛋白胆固醇(HDL-C)血症在内的各种血脂异常。血脂异常与动脉粥样硬化性心血管系统疾病(arteriosclerotic cardiovascular disease,ASCVD)呈正连续等级相关。血脂异常与高血压、吸烟、糖尿病等危险因素合并存在时,有协同致病作用。2002 中国健康与营养调查(CHNS)、中国慢性肾病工作组调查、2011 CHNS 及《中国居民营养与慢性病状况报告(2015 年)》显示,2002、2010、2011 和 2012 年中国成人的血脂异常患病率分别为 18.60%、33.97%、

39.91% 和 40.40%，呈明显的上升趋势。

(四) 超重与肥胖

超重与肥胖，尤其是以腹部脂肪堆积为特征的向心性肥胖是心血管系统疾病的重要危险因素。体重指数 (BMI) 增加可导致所有心血管系统疾病的危险因素升高，包括高血压、糖耐量异常、胰岛素抵抗、高 TG、高尿酸等。超重与肥胖和心血管系统疾病危险呈正等级相关。2017 年，*The Lancet* 杂志发表关于体重和时代变化的大型研究，这篇研究涵盖了 1975 年到 2016 年全球范围内体重和各年龄段之间的发展变化关系，调查发现，在过去的 30 年间，中国成人超重/肥胖患病率由 3.7% 迅速增加至 39%，成为全球肥胖人口最多的国家，其中男性肥胖人数 4 230 万人，女性肥胖人数 4 640 万人。青少年的超重率、肥胖率也明显增加。2019 年，*The Lancet* 子刊发表研究，对 105 万名 7~18 岁儿童和青少年营养状况并结合当地经济发展数据进行分析，结果显示 1995—2014年，中国儿童和青少年的超重/肥胖率从 5.3% 上升到 20.5%，增长了近 5 倍。

(五) 吸烟

吸烟是心血管系统疾病的主要危险因素之一。无论主动吸烟还是被动吸入二手烟，吸烟量和心血管系统疾病、肿瘤或慢性呼吸道疾病的发病和死亡风险呈显著的正相关关系。吸烟的危害往往是在开始吸烟以后的十几年或几十年才表现出来。我国是世界上吸烟人口最多的国家，我国目前有 3.16 亿人吸烟，男性的吸烟率高达 52.1%，吸烟率居高不下。2019 年中国疾病预防控制中心发布的《2018 年中国成人烟草调查结果》显示，2018 年我国 15 岁及以上人群吸烟率为 26.6%，其中男性为 50.5%，女性为 2.1%，农村为 28.9%，城市为25.1%，与既往调查结果相比，吸烟率呈下降趋势；非吸烟者的二手烟暴露率为68.1%，与既往调查结果相比，二手烟暴露情况整体有所改善。2020 年中国疾病预防控制中心发布的《2019 年中国中学生烟草调查结果》显示，2019 年高中学生尝试吸卷烟、现在吸卷烟以及现在使用电子烟的比例分别为 24.5%、8.6%和 3.0%，均高于初中学生。其中，职业学校学生高于普通高中学生，分别为30.3%、14.7% 和 4.5%，职业学校男生高达 43.2%、23.3% 和 7.1%。过去 5 年我国初中学生尝试吸卷烟和现在吸卷烟的比例明显下降，听说过电子烟和现在使用电子烟的比例显著上升。

(六) 缺乏体力活动

缺乏体力活动已成为我国导致心血管系统疾病死亡和造成疾病负担的主要危险因素之一。缺少体力活动能引起心血管系统疾病发病和死亡增加。CHNS 结果显示，1991—2011 年 18~60 岁居民的体力活动量呈明显的下降趋势，其中职业活动下降最为明显。2014 年中国第六次全国学生体质与健康调查结果显示，每天体力活动不足 1 小时的男生占 73.3%，女生更高 (79.1%)，而且随着年龄增加,男、女生的体力活动不足率均呈明显的上升趋势。2019 年,*The Lancet Child & Adolescent Health* 杂志发表青少年活动量缺乏全球趋势报告,结果显示,全世界五分之四的 11~17 岁的儿童和青少年活动量不够,85% 女孩活动量不够,男孩的比例为 78%,中国儿童和青少年运动不足的比例在 85%~89%。

(七) 不平衡膳食

平衡膳食是指膳食中所供给的营养素的量和成分能符合人体生理功能和生存的需要。不平衡膳食会通过对心血管系统疾病的危险因素的作用,影响心血管系统疾病的发生和发展,如总热量摄入过多导致超重和肥胖、食物纤维素和抗氧化维生素摄入过低导致血压和血脂异常、饱和脂肪酸和胆固醇摄入过多而不饱和脂肪酸摄入过低导致血脂异常等。

(八) 大气污染

大气污染主要指有害的颗粒物和气体进入大气环境形成的污染。2016 年全球疾病负担数据显示,大气污染已是造成我国心血管系统疾病负担的第 4 位危险因素。我国队列研究表明,总悬浮颗粒物、二氧化硫和氮氧化物等浓度升高增加成年人的心血管系统疾病死亡和总死亡风险。我国香港队列研究结果显示,老年人群居住地的细颗粒物(PM2.5)浓度每升高 $10\mu g/m^3$,总心血管系统疾病的死亡风险增加 22%,缺血性心脏病的死亡风险增加 42%,缺血性脑卒中的发病风险增加 21%。

二、预防

(一) 生活方式干预

通过健康的生活方式,包括健康的饮食、规律的体育运动(每周体育活动时间 ≥ 150 分钟;或至少每周 5 天,每天活动时间 ≥ 30 分钟)、远离烟草危害(完全戒烟 + 远离二手烟)至少可以防止 80% 的早发心脏病、脑卒中、2 型糖尿病的发生。

1. 健康饮食　平衡膳食结构有助于预防心血管系统疾病,是预防的基本措施。美国心脏病学会(ACC)和美国心脏协会(AHA)《心血管疾病一级预防指南(2019)》建议所有成人都应摄入健康的饮食,应注意日常饮食中食物品种的多样性,多摄取蔬菜、水果、豆类、坚果、全谷物、奶类和鱼类等,适量食用动物性食物,同时限制盐、饱和脂肪、油炸食品、加工肉类和甜味饮料的摄入。《中国居民膳食指南(2016)》建议,每人每日摄入奶类 300g,蔬菜 300~500g,水果 200~350g,大豆 25g(相当于豆腐 150g 或豆腐干 45~50g),禽蛋类 120~200g,红肉摄入少于 75g;每周吃鱼 280~525g。合理的膳食可以增加纤维素、维生素、钾等的摄入量,降低血脂和改善心血管健康。

2. 运动和定期锻炼　适宜的有氧运动可降低安静时的血压,改善心肺功能,同时调节紧张的情绪。《中国心血管病风险评估和管理指南(2019)》建议健康成年人每周至少进行 150 分钟的中等强度的有氧运动或每周至少 75 分钟的高强度的有氧运动,或相等量的两种强度活动的组合。有氧活动应尽可能每次持续 10 分钟以上,每周 4~5 天。65 岁及 65 岁以上的老年人、慢性病患者或者残疾人即使不能达到健康成年人的身体活动水平,也应该根据身体状况适度进行身体活动,避免久坐。

3. 控制体重　减重可明显降低超重或肥胖者的心血管系统疾病危险因素水平。对超重或肥胖人群,通过全面的生活方式干预,只要减掉 5%~10% 的体重就能显著降低罹患心脏病、卒中和其他健康问题的风险。《中国心血管病风险评估和管理指南(2019)》推荐体重正常者应该保持在正常范围($18.5kg/m^2$ ≤ BMI<$24kg/m^2$);超重和肥胖者应该尽量减小体重,争取达到正常范围。对超重和肥胖个体,应考虑个体化的干预和治疗措施。一般干预原则包括改变生活方式如饮食控制、增加运动、健康教育及心理治疗。对采取上述原则干预6 个月无效的肥胖者,可以考虑给予药物辅助治疗。对 BMI ≥ $35.0kg/m^2$、存在危险因素或严重并发症的个体,可考虑手术治疗。

4. 避免吸烟及接触二手烟　控烟是慢性病防治的有效措施之一。戒烟可使冠心病、脑卒中的发病风险及男性的全因死亡风险降低,戒烟时间越长获益越多,且即使 50 岁以后开始戒烟仍然可降低吸烟者 38% 的烟草相关疾病的死亡风险。推荐对吸烟者反复提供戒烟建议,应该根据每个人的情况制订个体化的戒烟方案和 / 或使用经批准的戒烟药物尝试戒烟。所有成年人和青少年都应该避免二手烟暴露。

5. 限制酒精摄入量　饮酒与心血管系统疾病之间的关系复杂,研究提示,适量饮酒可减轻动脉粥样硬化和减少心血管事件发生,饮酒过多则可使血压升高、增加脑卒中发病和死亡风险。《中国心血管病预防指南(2017)》建议,预防心血管系统疾病应限制酒精摄入量,对饮酒者酒精摄入量应每周 ≤ 100g;或酒精摄入量成年男性 <25g/d,成年女性 <15g/d。肝肾功能不良、高血压、心房颤动、怀孕或青少年个体不应饮酒。实际摄入酒精量的计算方法为酒瓶标示的酒精含量($\%V/V$)× 饮用的毫升 /100 × 0.8。

（二）糖耐量异常和糖尿病的干预

多项研究结果证实,处于糖尿病早期阶段的患者,强化血糖控制可显著降低糖尿病微血管病变的发生风险;且在长期随访中发现,强化血糖控制能降低糖尿病微血管进展风险,降低心肌梗死的发病率及死亡风险。糖尿病是一种长期慢性病,持续的饮食控制和运动是预防和控制 2 型糖尿病的基本措施,应贯穿于糖尿病治疗的始终。《中国 2 型糖尿病防治指南(2017)》推荐,血糖控制应进行分层管理:病程短、预期寿命较长、未合并心血管系统疾病的 2 型糖尿病患者可采取更为严格的糖化血红蛋白(HbA1c)控制目标,即 HbA1c<6.5%,前提是无低血糖或者其他不良反应;有严重低血糖史、预期寿命较短、有显著的微血管或大血管并发症的 2 型糖尿病患者需要注意预防低血糖,并充分评估强化血糖控制的利弊得失,采取相对宽松的 HbA1c 目标,即 HbA1c<8.0%。

(三) 血脂异常的干预

TC 和 LDL-C 与心血管系统疾病的风险呈正相关,降低 LDL-C 可显著降低心血管系统疾病的风险,并具有剂量 - 反应关系。因此,降低 LDL-C 水平是防控心血管系统疾病的首要干预靶标。《中国成人血脂异常防治指南(2016 年修订版)》推荐,根据动脉粥样硬化性心血管系统疾病(ASCVD)的危险分层设置 LDL-C 的调脂治疗目标值:极高危者的 LDL-C<1.8mmol/L;高危者的 LDL-C<2.6mmol/L;中危和低危者的 LDL-C<3.4mmol/L。LDL-C 基线值较高不能达目标值者,LDL-C 至少降低 50%。极高危患者的 LDL-C 基线在目标值以内者,LDL-C 仍应降低 30% 左右。美国 ACC/AHA《胆固醇管理指南(2018)》将 LDL-C 的降低幅度作为降胆固醇治疗的主要目标:对 10 年 ASCVD 风险为 7.5%~20% 的个体,建议将 LDL-C 降低 30% 以上;对 10 年 ASCVD 风险 ≥ 20% 的个体,建议将 LDL-C 降低 50% 以上;对 40~75 岁的糖尿病患者,无论其 10 年 ASCVD 风险如何,均应予最大耐受剂量的他汀类药物治疗;伴有多种心血管危险因素的糖尿病患者,应予以高强度他汀类药物治疗,将 LDL-C 降低 50% 以上。控制饮食以及改善生活方式应贯穿于血脂异常治疗的全过程。

(四) 高血压的干预

积极采取措施防控血压升高和高血压对预防心血管系统疾病意义重大。有研究报道,如果血压保持在理想水平(<120/80mmHg),可以预防我国成年人 44.1% 的心血管系统疾病发病。所有血压升高或高血压的成年人都应采用生活方式干预。《中国心血管病风险评估和管理指南(2019)》推荐,对需要药物治疗的患者,一般高血压患者应将血压控制在 140/90mmHg 以下;能耐受及高危个体可进一步降至 <130/80mmHg;80 岁及 80 岁以上的个体血压应降至 <150/90mmHg。《中国高血压防治指南(2018 年修订版)》推荐,糖尿病、卒中、心肌梗死以及慢性肾脏病合并蛋白尿的患者,在患者可以耐受的前提下,最好将血压降至 130/80mmHg 以下。

(五) 低剂量阿司匹林

阿司匹林曾经广泛应用于 ASCVD 的一级预防。然而,近年来由于相关研究所得的结论不一致,阿司匹林在心血管系统疾病一级预防中的作用一直存在争议。2018 年,《新英格兰杂志》和《柳叶刀》发表了几项关于阿司匹林一级预防的大型临床试验:ASCEND 研究、ARRIVE 研究以及 ASPREE 研究。3 个研究表明,阿司匹林作为心血管系统疾病的一级预防,不但没有明显获益,反而可能增加风险。2019 年,《美国医学会杂志》(发表最新 meta 分析,文章指出,无心血管系统疾病的人服用阿司匹林发生心血管事件的风险降低,但大出血的风险增加,作为一级预防用药时需要仔细选择合适的患者。应用阿司匹林作为心血管系统疾病一级预防措施的最重要的原则是权衡获益和风险,是否应使用阿司匹林取决于以下 4 个主要危险因素:出血风险、阿司匹林治疗的依从性、基础心血管系统疾病的发病风险以及年龄。2019 ACC/AHA《心血管疾病一级预防指南》推荐,对 40~70 岁的人群,伴有高心血管系统疾病风险但出血风险较低的患者,可以考虑使用低剂量阿司匹林(每天 75~100mg)进行心血管系统疾病的一级预防;对 70 岁以上的人群,不建议常规使用上述剂量用于心血管系统疾病的一级预防。对各年龄段有出血风险者,此剂量也不作为常规使用。

(六) 其他危险因素的防控

1. 遗传风险评估 遗传因素是心血管系统疾病的独立预测因子。通过基因检测进行遗传风险评估,有助于早期预测心血管系统疾病的高危个体,进而开展生活方式的早期干预,可以降低心血管系统疾病的发病风险,在促进心血管系统疾病的个体化防治上有重要意义。

2. 大气污染防护措施 大气污染,尤其是大气颗粒物污染是导致心血管系统疾病的重要危险因素。在大气污染防护方面,心血管系统疾病高危人群在重污染天气应注意提高防护意识,减少外出,采取佩戴口罩、使用空气净化器等必要的防护措施。

第四节　心血管系统疾病的治疗

一、药物治疗

虽然目前治疗心血管系统疾病的方法越来越多,但是药物治疗仍然是基础,是最为重要和首选的方法之一。心血管系统疾病的药物治疗可以分为病因治疗、对症治疗、基础治疗和二级预防。在防治心血管系统疾病的过程中,病因治疗和对症治疗是解除病痛、挽救生命的重要措施。但对某些心血管系统疾病,纠正潜在的或明显的病理生理异常改变,打断疾病发生、发展或恶化的恶性循环是重要的治疗方法。

治疗心血管系统疾病的常用药物可按照作用机制进行分类,如血管紧张素转换酶抑制药(angiotensin converting enzyme inhibitors,ACEI)、血管紧张素

Ⅱ受体阻滞药(angiotensin Ⅱ receptor blocker,ARB)、β受体拮抗剂、血管扩张药、利尿药、α受体拮抗剂、正性肌力药、钙通道阻滞剂、抗凝血药、抗血小板药等;也可按具体疾病的治疗药物选择进行分类,如抗高血压药、治疗心功能不全药、调血脂药、抗心律失常药等。新型的心血管系统疾病治疗药物包括新型口服抗凝血药、胆固醇吸收抑制剂依折麦布和前蛋白转化酶枯草溶菌素9型(proprotein convertase kexin type 9,PCSK9)抑制剂及治疗心力衰竭的血管紧张素受体脑啡肽酶抑制剂(angiotensin receptor-neprilysin inhibition,ARNI)等。

医务工作者要正确掌握心血管系统疾病药物的临床应用,熟悉每种药物的药效学、药动学、剂量、用法、适应证、禁忌证和不良反应等基本知识。在针对心血管系统疾病的临床用药过程中制订的用药方案要根据患者的实际情况因人而异。不同个体可能患有相同表象的心血管系统疾病,但是在发病原因、病情严重程度以及个人身体状况等方面都存在不同,这就要求医务工作者要针对每位患者患病的具体情况进行分析,制订符合实际的有效的用药方案,不能一概而论。如选用抗心律失常药时,不仅要考虑心律失常的类型,而且要注意患者的基础心脏病种类及心功能状况;如果忽略后者,所选的药物即使能控制心律失常,却可能使死亡率增加。心血管系统疾病药物种类繁多,联合用药时需注意药物相互作用。如某些调血脂药和抗心律失常药可增加口服抗凝血药的抗凝作用,导致出血并发症。

二、介入治疗

心血管系统疾病介入治疗是指采用心导管技术将各种治疗用的器械送入心脏或血管等部位来施行的治疗。常用的心血管系统疾病介入治疗包括人工心脏起搏器植入术、冠状动脉介入术、射频消融治疗、先天性心血管病封堵术和经导管心脏瓣膜成形术或置换术等。介入治疗在心血管系统疾病的治疗中占有非常重要的地位,其技术不断发展、适应证不断扩大,极大地改善了患者的预后和生活质量。

(一)冠心病介入治疗

经皮冠状动脉介入术(percutaneous coronary intervention,PCI)是采用经皮穿刺的方法,通过外周动脉血管,将冠状动脉指引导管、引导钢丝、扩张球囊、切割球囊、斑块旋磨旋切装置、支架等有必要的器械送达治疗部位,以消除或减轻冠状动脉狭窄和梗阻,即时确切地缓解心肌缺血与缺氧。PCI是治疗冠心病的一种最常见、最成熟和最有前途的技术,对存在大面积心肌缺血或急性冠脉综合征(acute coronary syndrome,ACS)的患者,PCI能显著改善患者的预后,尤其是对ST段抬高急性心肌梗死(ST-elevation myocardial infarction,STEMI)。主要的PCI技术包括经皮冠状动脉球囊扩张术、冠状动脉支架术、高频旋磨术、冠状动脉内定向旋切术、激光冠状动脉成形术、超声血管成形术以及冠状动脉内血栓去除术等。

(二) 心律失常介入治疗

1. 植入型心律转复除颤器　植入型心律转复除颤器（implantable cardioverter defibrillator, ICD）是一种终止致命性心律失常的多功能、多程控参数的电子装置，经静脉置于心内膜除颤电极以感知室速及室颤，发放抗心动过速起搏或除颤能量终止快速性心律失常。ICD 是治疗致命性恶性室性心律失常的首选、最有效的方法。ICD 应用于心脏性猝死高危患者的一级和二级预防，可有效降低长期死亡率，是预防心脏性猝死最重要的治疗手段。但是部分患者群体存在 ICD 禁忌证，无法接受 ICD 治疗。同时 ICD 仍存在短期和长期并发症，部分患者存在 ICD 植入困难的问题。全皮下 ICD（S-ICD）和可穿戴心脏复律除颤器（wearable cardioverter defibrillator, WCD）是近年研发的新型复律和除颤设备装置，S-ICD 对于具有 ICD 植入指征，无须起搏治疗，无须 CRT 治疗，尤其伴有心脏解剖结构的异常，导致静脉穿刺困难，或既往感染，导致入路静脉闭塞的患者，具有强的应用指征。但由于 S-ICD 编程程序缺乏常规起搏功能，因此并不适用于有缓慢性心律失常需起搏治疗的患者。WCD 主要适用于有心脏骤停病史，或者持续性室性心律失常既往植入 ICD 患者，因各种原因不得不移除 ICD 装置时，预防心脏性猝死。

2. 心脏起搏治疗　心脏起搏治疗是心脏起搏器通过发放一定形式的电脉冲刺激心脏，使之激动和收缩，即模拟正常心脏的冲动形成和传导，以治疗由于某些心律失常所致的心脏功能障碍。起搏器是治疗缓慢型心律失常的唯一可靠的手段，适用于各种有症状的、永久性的、间歇性的心率过缓和 / 或心搏间歇过长。心脏起搏治疗技术是心律失常介入治疗的重要方法之一。心脏起搏治疗已从单纯治疗缓慢性心律失常，扩展到治疗快速性心律失常、心力衰竭等领域，对减少病死率，改善患者的生存质量起到积极的作用。

3. 导管射频消融术　导管射频消融术（radiofrequency catheter ablation, RFCA）是将电极导管经静脉或动脉送入心腔特定部位，释放射频电流（一种高频电磁波）导致局部心内膜及心内膜下心肌凝固性坏死，阻断异常折返环路或消除病灶，达到治疗某些快速性心律失常的一种微创介入性技术。目前RFCA 较为成熟，适应证已从单纯的室上性心动过速发展到房性心动过速 / 房性期前收缩、心房扑动、心房颤动、室性期前收缩及室性心动过速等心律失常的治疗，是治疗各种快速型心律失常的重要治疗策略。

(三) 心力衰竭介入治疗

心力衰竭患者常合并房间、房室间和室内传导阻滞，导致房室、左右心室间及左室内电 - 机械活动不协调，加重并恶化心功能。心脏再同步化治疗

(cardiac resynchronization therapy,CRT)是在传统右心房、右心室双腔起搏的基础上增加左心室起搏,以恢复房室、室间和室内运动的同步性,通过双心室起搏的方式增加左室充盈时间,治疗心室不同步收缩,改善患者的心功能,进一步提高心力衰竭患者的存活率。CRT 是心力衰竭治疗史上的一个里程碑式的突破。

(四) 先天性心血管病经导管介入治疗

20 世纪 60 年代,Porstmann 等尝试用泡沫海绵封堵动脉导管未闭,开创先天性心血管系统疾病介入治疗的先河。到 20 世纪 90 年代中后期介入器材取得突破性进展,Amplatzer 的房间隔缺损、动脉导管未闭封堵器成功应用于临床,并逐渐成熟。目前先天性心血管病经导管介入手术包括动脉导管未闭封堵术、房间隔缺损封堵术、室间隔缺损封堵术、动静脉瘘封堵术、冠状动脉瘘封堵术、主动脉窦瘤破裂封堵术等。介入治疗具有疗效确切、创伤性小、少有瘢痕、不需要输血、康复快等优点。

(五) 心脏瓣膜病介入治疗

心脏瓣膜病介入治疗是用介入手段对狭窄的瓣膜进行扩张、解除狭窄,以治疗瓣膜狭窄病变的方法。其中应用最广的是二尖瓣球囊成形术。介入手术能部分代替开胸手术,具有创伤小、相对安全、术后恢复快等优点。目前发展的经皮主动脉瓣膜置换技术采用经导管的方法植入人工瓣膜,极大地改善了患者的预后,为不能耐受外科手术的主动脉瓣膜狭窄患者带来了希望。

1. 经皮球囊肺动脉瓣成形术 肺动脉狭窄多为先天性,以往治疗以外科手术为主。经皮球囊肺动脉瓣成形术(PBPV)具有方法简便、手术安全有效、价格便宜等优点,已被列为治疗典型肺动脉瓣狭窄的首选方法。PBPV 利用液体不可压缩的原理,选择和扩张适当大小的球囊,其产生的辐射状力可使瓣叶交接融合部分离,使肺动脉口梗阻得以解除,压力降低。

2. 经皮球囊二尖瓣成形术 经皮球囊二尖瓣成形术(PBMV)是指球囊通过皮肤、股静脉和穿刺房间隔途径到达狭窄的二尖瓣口,将粘连融合的二尖瓣交界部分离,瓣口面积扩大。由于二尖瓣的机械性梗阻解除,因而使原来异常的血流动力学状态转变为正常或明显改善,并可以维持这一状态。PBMV 是治疗单纯二尖瓣狭窄的有效方法,其疗效与直视式二尖瓣分离术相当,优于二尖瓣闭式分离术。

3. 经导管主动脉瓣置入术 经导管主动脉瓣置入术(TAVI)是指通过股动脉或者心尖部送入介入导管,将人工心脏瓣膜输送至主动脉瓣区打开,从而完成人工瓣膜置入,恢复瓣膜功能。TAVI 已成为外科换瓣手术高危甚至是禁忌的严重主动脉瓣狭窄患者的首选治疗方法,是主动脉瓣疾病治疗领域的里程碑,与外科主动脉瓣置换术相比,具有无须开胸、不需体外循环和心脏停搏、创伤小、术后恢复快、操作时间短等优点。

三、外科治疗

包括冠状动脉搭桥手术、心脏各瓣膜修补及置换术、先天性心脏病矫治手术、心包剥离术、心脏移植等。

四、其他治疗

近年来,对心血管系统疾病发生的致病基因及其分子机制的深入解析,使得通过基因治疗手段来调控特定基因表达水平和改善基因分子功能,从而达到防治心血管系统疾病的策略成为一种可能。目前针对心血管系统疾病的基因治疗方案的研究已取得很多进展,多项研究已经处于临床试验阶段。此外,随着基因组编辑技术的飞速发展,通过基因组编辑技术直接在体内修复致病突变或者敲除特定基因进行心血管系统疾病防治的潜在新基因方法也得到广泛关注。

第五节 心血管系统疾病处方审核常见问题

心血管系统疾病本身具有发病原因多、并发症多、用药周期长且患者多为老年人等特征,在心血管系统疾病的治疗过程中,临床药物的合理使用就显得尤为重要。在心血管系统疾病中,高血压和冠心病是发病率最高的疾病,且需要长期治疗和预防,属于慢性病管理范畴,而抗心律失常药的作用机制复杂,用药种类达数十种之多,故选择高血压、心律失常及冠心病作为心血管系统疾病处方审核的介绍重点。根据《医疗机构处方审核规范》《北京市医疗机构处方专项点评指南(试行)》等文件的指导,对心血管系统疾病处方进行审核,常见问题如下:

一、适应证不适宜

适应证不适宜是指处方开具药品的【适应证】【功能主治】【作用与用途】与临床诊断或病情不符。审核处方时,需要严格把握各种药物使用的适应证。使用抗心律失常药必须要有相应的确切的心律失常的诊断。不是所有的心律失常都要用抗心律失常药,特别是长期使用。长期使用抗心律失常药的指征主要有心房颤动和有症状的室性心律失常。胺碘酮是常见的抗心律失常药,华法林是口服抗凝血药,两种药物主要用于心房颤动患者,虽然老年冠心病患者存在心房颤动的危险因素,但此两种药物不适用于仅诊断为冠心病的患者。冠心病应使用抗血小板药进行二级预防,西洛他唑是选择性磷酸二酯酶Ⅲ抑制剂,具有抗血小板、扩张血管、抑制平滑肌增殖等作用,但尚无西洛他唑用于冠心病治疗的指南推荐,且西洛他唑用于冠状动脉狭窄患者时其所致的心率增加可能诱发心绞痛,故西洛他唑不用于冠心病的二级预防。

二、联合用药不适宜

联合用药是指为了达到治疗目的而采用的 2 种或 2 种以上药物同时或先后应用。合理的联合用药是为了增加药物的疗效或减轻药物的毒副作用,不合理的联合用药则可能产生相反的结果。联合用药不适宜主要包括联合用药存在有临床意义的相互作用和重复用药。

(一) 联合用药存在有临床意义的相互作用

1. 联用后加重药物不良反应 药物在其吸收、分布、代谢和排泄过程的任一环节与另一种药物发生相互作用即为药动学相互作用,此种相互作用可影响药物在血浆或其作用靶位的浓度,最终使其药效或不良反应发生相应改变。辛伐他汀通过肝脏 CYP3A4 代谢,CYP3A4 酶抑制剂可通过减少辛伐他汀的消除,增加辛伐他汀的浓度,从而增加肌病的发生风险。因此,使用辛伐他汀时要避免与其他强效 CYP3A4 抑制剂联用。利伐沙班是转运蛋白 P-gp(P糖蛋白)底物,且通过 CYP3A4 代谢,利伐沙班与强效 CYP3A4 和 P-gp 抑制剂如伊曲康唑、利托那韦联用时,会导致利伐沙班的血药浓度显著升高、药效显著提高,可能会导致出血风险升高。除上述药动学方面的相互作用外,药效学上疗效的协同或者相加作用也可导致疗效增加或者不良反应加重。如西地那非使体循环血管扩张,可增加硝酸酯类药物的降压作用,两药联用可使患者的血压显著降低。因此,近期已经使用磷酸二酯酶抑制剂的患者(24 小时内使用过西地那非及伐地那非,48 小时内使用过他达拉非等)不推荐使用硝酸酯类药物,以避免引起严重的低血压。

2. 联用后减弱药物治疗作用 2 种或 2 种以上的药物作用于同一受体或不同受体,会产生疗效的协同、相加或拮抗作用,若产生拮抗作用,则药物间的联用则会使药物的治疗效果减弱。曲美他嗪为 β-酮酯酰 CoA 硫解酶抑制剂,主要通过抑制脂肪酸 β 氧化,促进葡萄糖氧化,优化心肌细胞的能量代谢,提升细胞内的 ATP 水平和细胞内环境稳定,从而改善心肌缺血、缺氧及左心功能,降低心绞痛发作频率。左卡尼汀是脂肪酸代谢的必需辅助因子,主要促进脂类代谢,使堆积的酯酰 CoA 进入线粒体内,减少其对腺嘌呤核苷酸转位酶的抑制,使心脏从以无氧酵解产能为主重新回到以脂肪酸氧化产能为主。左卡尼汀与曲美他嗪在心肌能量代谢底物的选择方面相悖,存在药理作用的相互拮抗效应,不宜同时使用。

3. 无联合用药指征 心血管系统疾病患者通常合并多种基础疾病,存在一人多病、多药并用的现象,容易出现不必要的联合用药。如稳定型冠心病合并脑梗死,未行支架植入的患者,长期的二级预防中单用抗血小板治疗即可,无须二联或者三联抗血小板治疗。

（二）重复用药

重复用药是指同时使用含有相同成分的药物或者同时使用药理作用相似的药物。

1. 同时使用含有相同成分的药物 成分相同但商品名或剂型不同的药物合用、单一成分及其含有该成分的复方制剂合用均属于同时使用含有相同成分的药物。如铝镁匹林片中含有 81mg 阿司匹林,若铝镁匹林片与阿司匹林联合使用,则属于重复用药。

2. 同时使用药理作用相似的药物 需特别关注复方制剂中的成分是否与处方中的其他药物存在药理作用相似的重复用药的情况。如血脂康是天然调血脂药,含有 HMG-CoA 还原酶抑制剂洛伐他汀,与其他他汀类药物同服属重复用药,易出现肌病、肝脏损害等不良反应。珍菊降压片中含有的氢氯噻嗪与吲达帕胺的作用机制类似,不宜联用。

三、遴选药品不适宜

遴选药品不适宜是指患者有使用某类药物的指征,但选用的药物相对老年人、儿童、孕妇等特殊人群,以及肝肾功能不全的某些患者存在潜在的不良反应或安全隐患等情况。遴选药品不适宜包括患者有药物禁忌的疾病史、特殊人群(如妊娠期、哺乳期妇女,儿童,老年人,肝肾功能不全患者)选择药物不适宜、患者有该药过敏史等。

（一）患者有药物禁忌的疾病史

药师在审核处方前,需熟悉心血管系统疾病常见药物的用药禁忌,使药物发挥最佳疗效,最大限度地避免可能发生的不良反应,尤其是药源性疾病和药疗事故。非选择性 β 受体拮抗剂可同时拮抗气道 β_2 受体,增加气道阻力,加剧支气管痉挛,加重慢性阻塞性肺疾病(COPD)症状,有严重 COPD 及哮喘发作期患者禁用非选择性 β 受体拮抗剂。氢氯噻嗪类抗高血压药可致尿酸升高,诱发痛风发作,痛风患者禁止使用。曲美他嗪可能致运动障碍风险增加,合并帕金森综合征的患者禁止使用曲美他嗪。胺碘酮中含有碘,每 200mg 胺碘酮含碘 75mg,是正常人每日推荐碘量的 40 倍、摄入上限量的 6 倍。除大剂量碘负荷外,胺碘酮可以抑制甲状腺激素合成中的脱碘酶活性,阻碍 T_4 转化为 T_3,从而引起甲状腺功能异常,因此胺碘酮禁用于甲状腺功能异常患者。硝酸酯类药物扩张血管,使房水回流增多,青光眼患者使用此类药物引起眼压升高,应禁用。新型口服抗凝血药在瓣膜置换术后的抗凝应用缺少临床循证医学证据,禁用于中至重度二尖瓣狭窄和机械瓣置入患者。

（二）特殊人群选择药物不适宜

特殊人群如妊娠期和哺乳期妇女、老年人、儿童、肝肾功能不全患者,因其生理和病理机制与普通人群存在较大差异,这些特点能影响药物在体内的吸收、分布、代谢和排泄,用药需要特别警惕,使用不当容易造成危害。妊娠期还需考虑药物对胎儿致畸性的影响。高血压合并妊娠使用利尿药不适宜,因为其减少孕妇的血容量,可导致子宫胎盘灌注不足。也不推荐妊娠中至晚期使用 ACEI 或 ARB,因妊娠中至晚期使用 ACEI 或 ARB 可引起胎儿畸形,包括肺发育不良、胎儿生长延缓、肾脏发育障碍、新生儿无尿及新生儿死亡等。氢氯噻嗪是一线抗高血压药,主要抑制远曲小管的 Na^+-Cl^- 共同转运载体,影响尿液的稀释过程,产生中等强度的利尿作用。当严重肾功能不全时,肾小球滤过率显著降低,导致到达作用部位的氢氯噻嗪的量大大减少而无法发挥相应的利尿作用,因此严重肾功能不全患者建议使用袢利尿药替换氢氯噻嗪。厄贝沙坦及其代谢产物由胆道和肾脏排泄,在严重肝功能损害患者中没有进行过药动学研究,因此,重度肝损害、肝硬化及胆管阻塞者不建议使用厄贝沙坦。

四、剂型与给药途径不适宜

（一）剂型不适宜

剂型不适宜主要指的是所用的剂型与疾病治疗不符,如滴眼剂开成滴耳剂、栓剂开成软膏剂、给鼻饲患者开具缓控释制剂等。在一定条件下,药物剂型对药物疗效的发挥和毒副作用的控制起至关重要的作用。缓控释制剂及肠溶剂型被掰开或研碎会破坏缓控释及肠溶材料的效果,使得药物迅速释放,不仅达不到控释、缓释和长效的目的,还可能因体内的药物浓度骤然上升而造成药物中毒,碱性药物还会在胃液中被破坏。因此,对吞咽困难或者昏迷等需要鼻饲的患者,选择缓控释制剂或者肠溶剂型是不适宜的。如鼻饲硝苯地平控释片、非洛地平缓释片等药片被掰碎或者研碎后服用,其控释膜或控释骨架被破坏,药物会迅速释放出来,不仅达不到控释、缓释和长效的目的,还可能因体内的药物浓度骤然上升,增加药物不良反应发生风险。但有些缓释剂型如美托洛尔缓释片、单硝酸异山梨酯缓释片可沿刻槽掰开,服用半片,但不能咀嚼或压碎。

（二）给药途径不适宜

给药途径不适宜,指的是药品使用途径与规定的使用途径不符,如只能静脉注射的药物开成肌内注射、外用药物的用法写为口服、注射药物作为外用冲洗药等。如依诺肝素钠应采用深部皮下注射给药,用于血液透析体外循环时为血管内途径给药,禁止肌内注射。在 ACS 急性期,负荷剂量的阿司匹林和氯吡格雷建议嚼服使用,以促进药物迅速吸收,更快地发挥抗血小板作用。舌下含服阿司匹林肠溶片或者氯吡格雷片的给药途径不适宜,阿司匹林肠溶片的包衣材料为肠溶材料,需要在碱性条件下溶解释放药物,唾液 pH 为 6.6~7.1,偏酸性且液体量小,舌下含服不利于肠溶材料溶解以及片剂的崩解,药物释放速率较慢,不利于 ACS 急性期的治疗;氯吡格雷为前体药物,需要经过肝脏代谢成活性代谢产物才能发挥抗血小板聚集作用,舌下含服给药会使药物避免经肝肠循环,氯吡格雷无法代谢成活性代谢物,导致无法发挥作用。

五、用法、用量不适宜

(一) 给药频次不合理

临床上给药频次的多少直接影响药物对疾病的治疗效果。半衰期是确定大多数(并非所有)药物给药间隔时间的重要依据,但还要根据具体药物的作用特点和个体差异等多个方面进行综合分析而确定。如胆固醇的合成主要在夜间,对短半衰期的他汀类药物如辛伐他汀等夜间服用,半夜时正好到达血药浓度高峰,可以起到最佳疗效,因此短半衰期的他汀类药物夜间给予 1 次即可,一天多次给药是不合理的。再如硝酸酯类药物存在耐药现象,此现象呈时间和剂量依赖性,具有恢复快等特点,通常经过一个短暂的停药期(24 小时)后,耐药现象可迅速消失。为避免耐药性,临床常采取偏心给药,空出 10~12 小时的无药期。单硝酸异山梨酯缓释片的有效浓度维持时间为 10~14 小时,为避免长期、连续用药产生耐药性,需偏心给药。因此,单硝酸异山梨酯缓释片一天 2 次给药无法空出足够时间的无药期,正确的给药频次为一天 1 次。

(二) 特殊原因需要调整用量而未调整用量的

药物剂量的调整最常见于肝肾功能不全以及老年人、儿童。老年人因脏器功能减退,对药物的代谢能力下降,血药浓度偏高,用药剂量要适当减少。而儿童由于机体脏器和组织结构的生理功能发育尚未完全,药物代谢酶分泌不足或者缺少,血浆蛋白结合能力差,对水、电解质的代谢能力较差,故对药物的吸收、分布和排泄都与成人不同,其用药剂量也应减少。肝肾功能不全患者的药物代谢和排泄会受到影响,从而影响药物疗效,并可能因为药物蓄积而增加不良反应。对肝肾功能不全患者,尽量使用对肝肾影响小的药物,并根据肝肾功能不全的严重程度进行剂量调整。如培哚普利说明书对肾功能 30ml/min<Ccr<60ml/min 的患者,建议日剂量为 2mg,若处方开具的培哚普利日剂量为 4mg,而未根据肾功能调整剂量,则视为用法、用量不适宜。

(三) 不同适应证用法、用量不适宜

药物剂量可以决定药物和机体相互作用的浓度,相同药物的不同剂量对不同受体的作用强度不同,导致药理作用不同。如小剂量的多巴胺以兴奋多巴胺受体为主,扩张肾血管,增加肾血流量,增加尿量;中等剂量的多巴胺主要兴奋 β 受体,正性肌力作用使心肌收缩力加强、心输出量增加,可用于洋地黄

和利尿药无效的心功能不全;大剂量的多巴胺以激动 α 受体为主,会强烈收缩体循环和内脏血管床,使全身血管阻力增加,用于休克的治疗。

六、溶媒选择不适宜

溶媒的选择是静脉输液治疗中的重要环节,溶媒选择不当不仅影响药物治疗的效果,还可能导致输液不良反应。溶媒选择不当主要有 2 种情况:溶媒品种选择不合理以及溶媒用量选择不合理。

1. 溶媒品种选择不合理 注射液溶媒品种选择不合理会改变药物的 pH,使药物的稳定性下降,使注射液出现混浊、变色等现象,影响疗效,严重的可能导致输液不良反应的发生。例如,临床使用胺碘酮注射液时应使用 5% 葡萄糖注射液配制,如果使用等渗生理盐水配制可导致药物理化性质的变化,产生沉淀物,静脉注射时产生严重后果。又如参麦注射液的成分复杂,往往含有多种成分如生物碱、皂苷、多糖、黄酮和弱酸类物质,应使用 5% 葡萄糖注射液作为药物溶媒,并且在与其他药品输液时,不宜在同一容器中与其他药物混用,尽量单独使用,在液体入量允许的情况下,中间要有间隔液。

2. 溶媒用量选择不合理 注射液不仅要有适宜的溶媒品种,还须以适宜的溶媒用量配制适宜浓度的药液。溶媒用量不当包括药物浓度及输注时间控制不当。有些药物由于自身稳定性的原因,需要短时间输注,溶媒量在 100ml 左右;而有些药物有最高浓度的规定,溶媒量又不能太少。

(刘春霞 吴巧利)

参考文献

[1] 葛均波,徐永健,王辰.内科学[M].9 版.北京:人民卫生出版社,2018.

[2] 王辰,王建安.内科学(上、下册)[M].3 版.北京:人民卫生出版社,2015.

[3] 陈灏珠.实用心脏病学[M].5 版.上海:上海科学技术出版社,2016.

[4] 胡盛寿,高润霖,刘力生,等.《中国心血管病报告2018》概要[J].中国循环杂志,2019,34(3):209-220.

[5] ARNETT D K, BLUMENTHAL R S, ALBERT M A, et al. 2019 ACC/AHA guideline on the primary prevention of cardiovascular disease: a report of the American College of Cardiology/American Heart Association task force on clinical practice guidelines [J]. Journal of the American college of cardiology, 2019, 74 (10): e177-e232.

[6] 中国心血管病预防指南 (2017) 写作组,中华心血管病杂志编辑委员会.中国心血管病预防指南 (2017)[J].中华心血管病杂志,2018,46 (1):10-25.

[7] 中国心血管病风险评估和管理指南编写联合委员会.中国心血管病风险评估和管理指南 [J].中华预防医学杂志,2019,53 (1):13-35.

[8] 中国营养学会.中国居民膳食指南 (2016)[M].北京:人民卫生出版社,2016.

［9］ 中华医学会糖尿病学分会 . 中国 2 型糖尿病防治指南 (2017 年版)[J]. 中国实用内科杂志 , 2018, 38 (04): 34-86.

［10］ 中国成人血脂异常防治指南修订联合委员会 . 中国成人血脂异常防治指南 (2016 年修订版)[J]. 中国循环杂志 , 2016, 31(10): 937-953.

［11］ GRUNDY S M, STONE N J, BAILEY A L, et al. 2018 AHA/ACC/AACVPR/AAPA/ABC/ACPM/ADA/AGS/APhA/ASPC/NLA/PCNA guideline on the management of blood cholesterol: executive summary: a report of the American College of Cardiology/American Heart Association task force on clinical practice guidelines [J]. Circulation, 2019, 139 (25): e1046-e1081.

［12］ 中国高血压防治指南修订委员会 , 高血压联盟 (中国), 中华医学会心血管病学分会 , 等 . 中国高血压防治指南 (2018 年修订版)[J]. 中国心血管杂志 , 2019, 24 (1): 24-56.

［13］ ZHENG S L, RODDICK A J. Association of aspirin use for primary prevention with cardiovascular events and bleeding events: a systematic review and meta-analysis [J]. JAMA, 2019, 321 (3): 277-287.

［14］ GAZIANO J M, BROTONS C, COPPOLECCHIA R, et al. Use of aspirin to reduce risk of initial vascular events in patients at moderate risk of cardiovascular disease (arrive): a randomised, double-blind, placebo-controlled trial [J]. The lancet, 2018, 392（10152）: 1036-1046.

［15］ BOWMAN L, MAFHAM M, WALLENDSZUS K, et al. Effects of aspirin for primary prevention in persons with diabetes mellitus [J]. The New England Journal of Medicine, 2018, 379: 1529-1539.

［16］ MCNEIL J J, WOODS R L, NELSON M R, et al. Effect of aspirin on disability-free survival in the healthy elderly [J]. The New England Journal of Medicine, 2018, 379: 1499-1508.

［17］ MCNEIL J J, NELSON M R, WOODS R L, et al. Effect of aspirin on all-cause mortality in the healthy elderly [J]. The New England Journal of Medicine, 2018, 379: 1519-1528.

［18］ MCNEIL J J, WOLFE R, WOODS R L, et al. Effect of aspirin on cardiovascular events and bleeding in the healthy elderly [J]. The New England Journal of Medicine, 2018, 379: 1509-1518.

［19］ NCD RISHK FACTOR COLLABORATION. Worldwide trends in body-mass index, underweight, overweight, and obesity from 1975 to 2016: a pooled analysis of 2416 population-based measurement studies in 128·9 million children, adolescents, and adults [J]. Lancet, 2017, 390 (10113): 2627-2642.

［20］ GUTHOLD R, STEVENS G A, RILEY L M, et al. Worldwide trends in insufficient physical activity from 2001 to 2016: a pooled analysis of 358 population-based surveys with 1·9 million participants [J]. The lancet global health, 2018, 6 (10): e1077-e1086.

［21］ WANG ZW, CHEN Z, ZHANG LF, et al. Status of Hypertension in China: Results From the China Hypertension Survey, 2012-2015 [J]. Circulation, 2018, 137 (22): 2344-2356.

［22］ DONG Y H, JAN C, MA Y H, et al. Economic development and the nutritional status of Chinese school-aged children and adolescents from 1995 to 2014: an analysis of five successive national surveys [J]. The lancet diabetes & endocrinol, 2019, 7 (4): 288-299.

第二章
高血压处方审核案例详解

第一节　高血压概述

一、定义

血压水平是指在未使用抗高血压药的情况下，非同日 3 次测量上肢血压，收缩压（systolic blood pressure，SBP）≥ 140mmHg 和 / 或舒张压（diastolic blood pressure，DBP）≥ 90mmHg。

根据收缩压和舒张压水平，可将血压水平分为正常血压、正常高值、1 级高血压（轻度）、2 级高血压（中度）、3 级高血压（重度）以及单纯收缩期高血压，具体情况见表 2-1。

表2-1　血压水平分级表

类别	收缩压 /mmHg		舒张压 /mmHg
正常血压	<120	和	<80
正常高值	120~139	和 / 或	80~89
高血压 [a]	≥ 140	和 / 或	≥ 90
1 级高血压（轻度）	140~159	和 / 或	90~99
2 级高血压（中度）	160~179	和 / 或	100~109
3 级高血压（重度）	≥ 180	和 / 或	≥ 110
单纯收缩期高血压 [b]	≥ 140	和	<90

注：[a] 若患者的收缩压与舒张压分属于不同的级别时，则以较高的级别为准；[b] 单纯收缩期高血压也可按照收缩压水平分 1 级、2 级和 3 级；1mmHg = 0.133kPa。

高血压是多种因素引起的以体循环动脉压增高为主要表现的心血管综合征,可导致心脏和血管功能与结构的改变。

二、分类及病因

(一)原发性高血压

以原因不明的血压升高为主要表现的一种独立性疾病,可能由遗传、吸烟、饮酒、过量摄盐、超重、精神紧张、缺乏锻炼等因素导致,占所有高血压患者的 90% 以上,尚难根治,但能控制。

(二)继发性高血压

血压升高有明确原因,发生与多种因素有关(多原因性高血压),占 5%~10%。

三、危险分级

根据综合血压水平、其他心血管危险因素、靶器官损害和伴发的临床疾病等指标,将总体危险分为低危、中危、高危和很高危 4 个层次,具体情况见表 2-2 及表 2-3。

表 2-2　综合血压水平、其他心血管危险因素、靶器官损害和伴发的临床疾病的总体危险评估(半定量危险分层)

危险因素、靶器官损害和临床疾病	血压 /mmHg			
	SBP 130~139 和 / 或 DBP 85~89	SBP 140~159 和 / 或 DBP 90~99	SBP 160~179 和 / 或 DBP 100~109	SBP ≥ 180 和 / 或 DBP ≥ 110
无		低危	中危	高危
1~2 个危险因素	低危	中危	中危 / 高危	很高危
≥ 3 个危险因素,靶器官损害,或 CKD 3 期,无并发症的糖尿病	中危 / 高危	高危	高危	很高危
临床并发症,或 CKD ≥ 4 期,有并发症的糖尿病	高危 / 很高危	很高危	很高危	很高危

表 2-3 简略的危险分层项目内容

心血管危险因素	靶器官损害	伴发的临床疾病
高血压（1~3 级）	左心室肥厚	脑血管病
年龄 >55 岁（男）;>65 岁（女）	颈动脉超声 IMT ≥ 0.9mm 或颈动脉粥样斑块	心脏病
吸烟或被动吸烟	肾功能受损	肾脏疾病
血脂异常	颈 - 股动脉脉搏波传导速度 ≥ 12m/s	周围血管疾病
早发心血管系统疾病家族史	估算的肾小球滤过率降低或血清肌酐轻度升高	视网膜病变
向心性肥胖	微量白蛋白尿为 30~300mg/24h 或白蛋白 / 肌酐比 ≥ 30mg/g	糖尿病
糖耐量受损和 / 或空腹血糖异常	踝 / 臂血压指数 <0.9	
高同型半胱氨酸血症		

第二节 高血压治疗管理

一、治疗原则

高血压的治疗原则为降压达标、平稳降压、综合干预管理。

（一）降压达标

不论采用何种治疗,将血压控制在目标值以下是根本。

（二）平稳降压

长期坚持生活方式干预和药物治疗,保持血压长期平稳至关重要;长效制剂有利于每日血压的平稳控制,对减少心血管并发症有益,推荐使用。

（三）综合干预管理

综合考虑伴随的合并症;对已患心血管系统疾病及具有某些危险因素的患者,应考虑给予抗血小板及调脂治疗,以降低心血管系统疾病再发及死亡风险。

二、降压目标

血压达标可最大限度地降低心脑血管系统疾病的发病率及死亡率。血压达标不仅仅是要求诊室血压达标,还需做到平稳达标、尽早达标和长期达标。

降压目标值:①普通高血压患者 <140/90mmHg。②老年(≥ 65 岁)高血压患者 <150/90mmHg;若可以耐受,可进一步降至 140/90mmHg 以下。③糖尿病、卒中、心肌梗死及肾功能不全和蛋白尿患者在耐受的前提下,最好将血压降至≤ 130/80mmHg。

三、有效控制血压的方法

有效控制血压的方法主要包括坚持健康的生活方式和服用抗高血压药;健康的生活方式是基础,合理用药是血压达标的关键,两者必须结合,才能有效控制高血压。

四、抗高血压药物治疗

(一) 药物治疗的益处

药物降压治疗可以减少 40%~50% 的脑卒中发生风险,减少 15%~30% 的心肌梗死发生风险,减少 50% 的心力衰竭发生风险;要获得降压带来的益处,大多数患者必须长期坚持规范服用抗高血压药。

(二) 药物治疗的启动时机

关于药物治疗的启动时机,不同的指南说法不一,本章节仅针对中国指南对高血压药物治疗时机进行讨论。

1. 在《中国心血管病预防指南 (2017)》中提到,①对有 0~2 个危险因素的初发高血压患者,收缩压 120~139mmHg 和 / 或舒张压 80~89mmHg,以生活方式干预为主;1 和 2 级高血压首先行生活方式干预,1~3 个月未得到控制,则开始药物治疗;3 级高血压应立即药物治疗。②对有 ≥ 3 个危险因素,或合并代谢综合征、靶器官损害(蛋白尿、左心室肥厚、视网膜病变Ⅲ~ Ⅳ级)、肾功能不全或糖尿病的高血压患者,在积极改变生活方式的同时,应立即开始药物治疗。

2.《国家基层高血压防治管理指南 (2017)》中提到的治疗时机则更为严格,认为所有高血压患者一旦确诊,建议在生活方式干预的同时立即启动药物治疗;仅收缩压 <160mmHg、舒张压 <100mmHg 且未合并冠心病、心力衰竭、脑卒中、外周动脉粥样硬化病、肾脏疾病或糖尿病的高血压患者,医师也可根据病情及患者意愿暂缓给药,采用单纯生活方式干预最多 3 个月,若仍未达标,再启动药物治疗。

降压治疗的最终目的是减少高血压患者心、脑血管疾病的发生率和死亡率。降压药物治疗的时机取决于心血管风险评估水平,在改善生活方式的基础上,血压仍超过 140/90mmHg 和 / 或目标水平的患者应给予药物治疗。高危和很高危的患者,应及时启动降压治疗;中危患者,应监测血压,评估靶器官损害情况,改善生活方式,如 1 个月后血压仍不达标,则应开始药物治疗。低危患者,首先行生活方式干预,1~3 个月未得到控制,则开始药物治疗。所有血压升高或高血压的患者,无论是否开始药物治疗,都应采用生活方式干预。

（三）常用的 5 类一线抗高血压药及其作用机制

1. 血管紧张素转换酶抑制药（ACEI）　通过抑制血管紧张素转换酶的活性,降低循环中的血管紧张素Ⅱ水平,消除其直接缩血管作用,如依那普利、贝那普利等。

2. 血管紧张素Ⅱ受体阻滞药（ARB）　通过阻滞血管紧张素Ⅱ与血管紧张素Ⅱ受体的结合而发挥降压作用,如厄贝沙坦、氯沙坦等。

3. 钙通道阻滞剂（CCB）　通过阻滞钙离子通道,而松弛血管平滑肌,降低外周血管阻力,如硝苯地平、氨氯地平等。

4. 利尿药　具有利钠排水、降低高血容量负荷的作用,如吲达帕胺、氢氯噻嗪、呋塞米等。

5. β 受体拮抗剂　通过拮抗 β 受体,而减缓心率,减少心输出量,如美托洛尔、阿替洛尔、卡维地洛等。

以上五大类抗高血压药及固定复方制剂均可作为高血压初始或维持治疗的选择,必要时还可联合使用醛固酮拮抗剂或 α 受体拮抗剂等。

（四）药物治疗原则

1. 抗高血压药的应用原则

（1）剂量原则:一般患者采用常规剂量,老年人从小剂量开始。

（2）优先原则:优先使用每日 1 次给药而有持续 24 小时平稳降压作用的长效制剂,优先推荐单片复方制剂。

（3）联合用药原则:对单药治疗未达标者或 2 级以上高血压患者原则上可采用联合治疗方案;对老年患者起始即可采用小剂量的 2 种药物联合治疗,或用固定复方制剂。

（4）个体化用药原则:根据患者的合并症、药物疗效及耐受性,同时考虑患者的个人意愿及长期经济承受能力,选择适合患者个体的抗高血压药。

2. 不同类型抗高血压药的联合用药原则

（1）选择降压机制不同、具有协同或相加药效作用的药物。

（2）选择可减轻各自副作用的药物。

（3）最好选择同时具有降低或逆转冠心病、糖尿病、肾脏病、动脉粥样硬化、心肌肥厚及心律失常等危险因素的药物。

（4）选择半衰期长的药物,最好每日服用 1 次,减少漏服,保证血液有效药物浓度,提高患者的依从性。

(5)副作用叠加的药物不能联用。如 β 受体拮抗剂与非二氢吡啶类钙通道阻滞剂都有负性肌力作用,降低心脏收缩功能,对心功能不全的患者,两者禁忌联合使用;留钾利尿药和 ACEI 都会增高血钾,影响电解质代谢,所以也不可联用。

(五)服用抗高血压药的最佳时间

正常人的血压呈明显的昼夜节律,表现为"双峰一谷",即 6 :00—10 :00 为主峰、16 :00—20 :00 为次峰、次日凌晨 2 :00—3 :00 为低谷(血压下降 10%~20%),这种昼夜节律对适应机体的活动、保护心脑血管起重要作用。

24 小时动态血压监测(ambulatory blood pressure monitoring,ABPM)可用于诊断白大衣高血压(是指未经抗高血压药治疗的患者在诊室测出血压升高,但诊室外测出血压正常的现象),发现隐蔽性高血压,检查顽固难治性高血压的原因,评估血压升高程度、短时变异和昼夜节律以及治疗效果等,已被广泛地用于高血压的诊疗。夜间血压下降率是指日间血压平均值与夜间血压平均值之间的差值与日间血压平均值的比值,是 ABPM 中反映血压昼夜节律的一项指标。

根据 ABPM 中的夜间血压下降率结果可将血压类型分为超杓型血压(夜间血压下降率 >20%)、杓型血压(10% ≤夜间血压下降率≤ 20%)、非杓型血压(0 ≤夜间血压下降率 <10%)和反杓型血压(夜间血压下降率 <0)。杓型血压为血压昼夜节律正常的血压类型,超杓型血压、非杓型血压、反杓型血压的血压昼夜节律均属异常。

高血压患者应根据血压昼夜节律类型用药:

(a)杓型高血压:夜间血压降幅为白天血压的 10%~20%。此类高血压患者一般于早晨七八点服药,不宜在睡前或者夜间服药,以免血压于夜间睡眠中过低导致组织灌注不全而诱发缺血性脑卒中,尤其是老年人。

(b)非杓型高血压:夜间血压降幅与白天血压相比不足 10%。此类高血压患者需要降低夜间血压,可于傍晚(17 :00—19 :00)进行适当的有氧运动(大约 30 分钟),有助于纠正血压节律异常。药物治疗选择 24 小时平稳降压的长效抗高血压药,若夜间血压控制仍不理想,可改为晚间或睡前服用。

(c)超杓型高血压:夜间血压降幅大于白天血压的 20%。此类高血压患者应在清晨服用长效抗高血压药,若白天血压控制仍不理想,可结合血压波动的规律和药物的药效学特点,选择长效 + 中、短效药物组合,避免夜间服用抗高血压药,否则会加重超杓型血压模式。

(d)反杓型高血压:夜间血压不下降反而较日间血压升高。此类高血压患者首选 24 小时平稳降压的长效抗高血压药单药或联合用药,若夜间血压仍控制不理想,可将1种或数种长效抗高血压药改为晚间或睡前服用。若采用上述方法后夜间血压仍高,可根据药物的作用时间,在长效抗高血压药的基础上,尝试睡前加用中、短效抗高血压药。

五、常见抗高血压药的特点及处方审核案例详解

(一)肾素-血管紧张素-醛固酮系统(RAAS)抑制剂

ACEI和ARB均属于肾素-血管紧张素-醛固酮系统(RAAS)抑制剂。人体的90%的RAAS存在于心、脑、肾组织器官及血管组织中,RAAS抑制剂具有良好的靶器官保护和心血管终点事件预防作用,对糖脂代谢无不良影响,特别适用于伴慢性心力衰竭、心肌梗死后伴心功能不全、糖尿病肾病、非糖尿病肾病、代谢综合征、蛋白尿或微量白蛋白尿患者。因RAAS抑制剂对肾小球的血流动力学具有明确影响,能够降低肾小球滤过压,使肾小球滤过率(GFR)下降、血肌酐和血钾水平升高,因此在肾功能不全严重至一定程度时,RAAS抑制剂的应用可能因为进一步降低GFR而恶化肾功能,加重肾衰竭。临床评估出现上述情况时,即为RAAS抑制剂在肾功能不全时禁用的节点。若发现血钾升高(>5.5mmol/L)、eGFR降低>30%或血肌酐增高>30%以上,应减少药物剂量并继续监测,必要时停药;双侧肾动脉狭窄、高钾血症(>6.0mmol/L)患者禁用。RAAS抑制剂可影响胚胎发育,育龄妇女使用ACEI/ARB时应采取避孕措施;计划妊娠的女性应避免使用RAAS抑制剂。

RAAS抑制剂可分为ACEI和ARB,详见表2-4。

表2-4 RAAS抑制剂的分类及代表药物

	ACEI	ARB
代表药物	依那普利、卡托普利、贝那普利、培哚普利等	缬沙坦、氯沙坦、厄贝沙坦、坎地沙坦等
常见不良反应	干咳、血管神经性水肿	血管神经性水肿
注意事项	ACEI易引起干咳,若无法耐受,可换用ARB	

对无症状左心室收缩功能异常、慢性心力衰竭和心肌梗死后的高危慢性冠心病患者以及合并高血压、糖尿病等疾病的冠心病患者,服用ACEI治疗获益更多,因此建议若无禁忌证,上述患者均应长期服用ACEI作为二级预防。具有适应证但不能耐受ACEI治疗的患者,可服用ARB。常见血管紧张素转换酶抑制药和血管紧张素Ⅱ受体阻滞药的特点见表2-5和表2-6。

表2-5 常见血管紧张素转换酶抑制药的特点

药物	用法用量	主要不良反应	排泄方式	用药注意	备注
卡托普利	12.5~50mg，b.i.d.~t.i.d.	血钾水平升高、低血压、咳嗽	肾	宜餐前1小时服用，避免突然停药	与ARB联用相关不良反应增加；妊娠、高血钾、双侧肾动脉狭窄者禁用
贝那普利	10~20mg，q.d.~b.i.d.	头痛、头晕	肾+胆汁	口服给药后转化为活性产物贝那普利拉而具有活性，服药期间避免补钾	
培哚普利	4~8mg，q.d.	血钾水平升高、头痛、咳嗽	肾	口服给药后转化为活性产物培哚普利特，食物会减少该转化，故宜饭前服用	
福辛普利	10~40mg，q.d.	头晕、咳嗽	肝、肾	开始治疗时可能会出现血压骤降，首次给药最好在睡前；已接受利尿药治疗的患者，尽可能在使用福辛普利治疗前几天停止使用	

表2-6 常见血管紧张素Ⅱ受体阻滞药的特点

药物	用法用量	主要不良反应	禁忌证	用药注意	备注
氯沙坦	50~100mg，q.d.	咳嗽、上呼吸道感染	严重肝损害者禁用，肾动脉狭窄者慎用	避免与留钾利尿药联用，与非甾体抗炎药联用可增加肾损害的发生风险，同时降低氯沙坦钾的降压效果	与ACEI联用相关不良反应增加；准备妊娠的妇女、孕妇应禁用
缬沙坦	80~160mg，q.d.	低血压、头晕、咳嗽	重度肝损害、肝硬化及胆管阻塞者禁用	可以在进餐时或空腹服用，建议每天在同一时间（如早晨）用药	
厄贝沙坦	150mg，q.d.	头晕、腹泻	重度肝损害、肝硬化及胆管阻塞者禁用	不宜突然停药	

案例 1

【处方描述】

性别：男　年龄：70 岁

临床诊断：双侧肾动脉狭窄；继发性高血压；脑梗死。

处方内容：

苯磺酸氨氯地平片	5mg	q.d.	p.o.
阿托伐他汀钙片	10mg	q.n.	p.o.
马来酸依那普利片	10mg	q.d.	p.o.
阿司匹林肠溶片	100mg	q.d.	p.o.

【处方问题】遴选药品不适宜。

【机制分析】依那普利为血管紧张素转换酶抑制药（ACEI）。双侧肾动脉狭窄患者使用 ACEI 可因急性肾缺血肾小球灌注压不足而引起急性肾损伤，故此类患者禁用 ACEI，此患者选用依那普利不适宜。本处方属于遴选药品不适宜。

【干预建议】双侧肾动脉狭窄的继发性高血压患者建议选用 CCB 或 β 受体拮抗剂。

案例 2

【处方描述】

性别：女　年龄：48 岁

临床诊断：糖尿病性足病；高血压；尿毒症。

处方内容：

缬沙坦胶囊	80mg	b.i.d.	p.o.

【处方问题】遴选药品不适宜。

【机制分析】缬沙坦为血管紧张素受体Ⅱ阻滞药（ARB），ARB 扩张肾小球出球小动脉的作用强于扩张肾小球入球小动脉，使肾小球滤过压下降，肾功能减退，GFR 降低，血肌酐和血钾水平升高。因此，对慢性肾脏病 4 或 5 期患者，应使 ARB 的初始剂量减半并严密监测血钾、血肌酐水平及 GFR 的变化。血肌酐水平 ≥ 265 μmol/L 者慎用 ARB。缬沙坦 70% 以原型经胆排泄、30% 经肾排泄，严重肾衰竭（肌酐清除率 <10ml/min）患者禁用。患者的临床诊断为尿毒症，为慢性肾脏病 5 期患者，不建议使用缬沙坦胶囊。本处方属于遴选药品

不适宜。

【干预建议】对 CKD 4~5 期的高血压患者常在无肾脏透析保障的条件下应用以 CCB 为基础的治疗并联合 α、β 受体拮抗剂。若在其他高血压药物联用的基础上血压仍无法控制,需要联用 ARB,可选择肾功能不全无须调整剂量的 ARB,如氯沙坦或者厄贝沙坦。

案例 3
【处方描述】

性别:女　年龄:70 岁
临床诊断:高血压;重度肝损害。
处方内容:
厄贝沙坦片　　　　150mg　　　q.d.　　　p.o.

【处方问题】遴选药品不适宜。

【机制分析】厄贝沙坦及其代谢产物由胆道和肾脏排泄,厄贝沙坦体内药动学数据显示,口服或静脉给予厄贝沙坦后,大约 20% 的厄贝沙坦及其代谢产物在尿液中排泄,其中以原型经尿排泄的厄贝沙坦不足 2%,其余均在粪便中排泄。对轻至中度肝硬化患者,厄贝沙坦的药动学参数没有明显改变。对严重肝功能损害患者没有进行药动学研究。故重度肝损害不建议使用厄贝沙坦。本处方属于遴选药品不适宜。

【干预建议】高血压患者合并重度肝损害建议选用对肝脏排泄 / 代谢影响小的 ACEI 或 CCB。

案例 4
【处方描述】

性别:女　年龄:73 岁
临床诊断:高血压;干咳。
处方内容:
卡托普利片　　　　25mg　　　t.i.d.　　　p.o.

【处方问题】遴选药品不适宜。

【机制分析】卡托普利为 ACEI,该类药物几乎适用于所有具备强适应证的高血压患者,降压效果明确,具有较好的靶器官保护和心血管终点事件预防作用。降压治疗应尽量选择每日 1 次而有持续 24 小时降压效果的长效降压药,以有效控制夜间和晨峰血压,更有效地预防心脑血管并发症的发生。卡托普利的半衰期为2小时,作用持续时间短,对血压控制的时间短,很难实现24小时有效覆盖,且患者为老年人,一日多次给药频率,患者依从性差,从长时效性、平稳性以及患者依从性考虑,建议优先选择其他长效降压药物。

持续性干咳是ACEI最常见的不良反应,多见于用药初期,可能是由于内生缓激肽的降解受抑制而引起的,在停药后该症状可以得到缓解。对由ACEI导致的咳嗽,必须考虑进行咳嗽的鉴别诊断。患者出现干咳,不能排除为卡托普利导致的不良反应,建议停用卡托普利,降压药更换为ARB或者其他种类抗高血压药。

综上所述,本处方属于遴选药品不适宜。

【干预建议】建议将卡托普利换成ARB或其他种类的抗高血压药。

案例5

【处方描述】

性别:男 年龄:65岁

临床诊断:高血压;冠状动脉粥样硬化性心脏病;高钾血症(K^+ 6.27mmol/L)

处方内容:

阿托伐他汀钙片	20mg	q.n.	p.o.
贝那普利片	10mg	q.d.	p.o.
阿司匹林肠溶片	100mg	q.d.	p.o.
氯吡格雷片	75mg	q.d.	p.o.

【处方问题】遴选药品不适宜。

【机制分析】《血管紧张素转换酶抑制剂在心血管病中应用中国专家共识》指出,对ACS中的ST段抬高急性心肌梗死、非ST段抬高急性心肌梗死及不稳定型心绞痛应用ACEI的临床效果良好,临床上治疗这几类疾病推荐首选ACEI,对冠心病的二级预防及心血管高危患者也推荐ACEI。

贝那普利为ACEI。患者高血压合并冠状动脉粥样硬化性心脏病,选择贝那普利控制血压合理。但ACEI抑制醛固酮分泌,长期使用可能导致血钾水平升高,高血钾(>6.0mmol/L)是ACEI的绝对禁忌证,血钾>5.5mmol/L为相对禁忌证,患者有高钾血症(K^+ 6.27mmol/L),为ACEI绝对禁忌证,因此不宜选用贝那普利,建议换其他种类的抗高血压药。本处方属于遴选药品不适宜。

【干预建议】建议将ACEI换成CCB或β受体拮抗剂。

案例 6

【处方描述】

性别:男 年龄:65 岁

临床诊断:高血压(2 级);高血脂。

处方内容:

缬沙坦氢氯噻嗪片	80mg/12.5mg	q.d.	p.o.
贝那普利片	10mg	q.d.	p.o.
阿托伐他汀钙片	10mg	q.d.	p.o.

【处方问题】联合用药不适宜。

【机制分析】缬沙坦氢氯噻嗪片含缬沙坦 80mg,为 ARB 类抗高血压药,ARB 阻断通过血管紧张素转换酶(angiotensin converting enzyme,ACE)和其他旁路途径参与生成的 Ang Ⅱ 与 Ang Ⅰ 型受体相结合而发挥降压作用。贝那普利为 ACEI 类抗高血压药,ACEI 降低循环中的血管紧张素(angiotensin,Ang)Ⅱ 水平,消除其直接缩血管作用。此外,其降压作用还可能与抑制缓激肽降解、促进 Ang1~7 的产生有关。

ACEI 和 ARB 均为肾素 - 血管紧张素 - 醛固酮系统(RAAS)抑制剂。在慢性肾脏病(CKD)合并高血压患者的降压治疗中,多项研究已证实,RAAS 抑制剂(如 ARB 和 ACEI)减少蛋白尿和减慢蛋白尿性 CKD 进展的作用比其他降压药更有效。与 ACEI 或 ARB 单药治疗相比,ACEI+ARB 联合治疗的抗蛋白尿作用比单用其中任一种药物的作用强,但尚无研究比较两种药物联用与单用一种但剂量加倍的疗效。目前尚未证实联合治疗对蛋白尿 CKD 患者有益。ONTARGET 试验结果显示,ACEI+ARB 联用并未使发生心血管疾病或死亡风险降低,但不良反应增加,与单药治疗相比,联合治疗使患者发生终末期肾病(end stage renal disease,ESRD)或血清肌酐加倍的风险显著升高,也使单独的 ESRD 风险显著升高。

多项大型研究显示两者联合治疗没有益处,且可增加不良反应如肾功能恶化、高血钾、症状性低血压及癌症的发生风险。除非有强有力的证据表明联合治疗可获得其他方案无法得到的临床益处,否则不应考虑 ACEI+ARB 联合治疗。

《高血压合理用药指南(第 2 版)》指出,应避免使用 ACEI+ARB 联合治疗,两者联用有增加高钾血症的风险,且对心血管及肾脏保护无协同作用。《中国高血压防治指南(2018)》指出,不常规推荐 ACEI+ARB 联用,但必要时可慎用;

慢性肾脏病合并高血压患者初始治疗可选择 ACEI 或 ARB,单独或联合其他降压药物,不建议 ACEI 和 ARB 联用(Ⅰ级推荐,A 级证据)。美国《成人高血压预防,检测,评估和管理指南(2017)》指出,联用 ACEI、ARB 和 / 或肾素抑制剂是有害的,不推荐用于治疗成人高血压(Ⅲ级推荐,B 级证据)。

综上,鉴于 ACEI+ARB 联合治疗没有益处,且增加不良反应发生风险,从有效性和安全性方面考虑,除非有强有力的证据表明联合治疗可获得其他方案无法得到的临床益处,否则不应考虑 ACEI+ARB 联合治疗。本处方属联合用药不适宜。

【干预建议】建议根据患者的血压控制情况,停用贝那普利或更换成其他类型的抗高血压药。

案例 7

【处方描述】

性别:男　年龄:50 岁

临床诊断:原发性高血压;脑梗死。

处方内容:

厄贝沙坦氢氯噻嗪片	75mg/6.25mg	q.d.	p.o.
替米沙坦片	80mg	q.d.	p.o.
铝镁匹林片(Ⅱ)	11mg/22mg/81mg	q.d.	p.o.
氯吡格雷片	75mg	q.d.	p.o.

【处方问题】联合用药不适宜。

【机制分析】处方采用厄贝沙坦氢氯噻嗪联合替米沙坦进行降压治疗。ARB+ 利尿药是各国高血压指南推荐的优化联合方案,因为两者的降压机制不同,互补性强,ARB 可抑制噻嗪类利尿药所致的 RAAS 激活和低血钾等不良反应,利尿药可减少 ARB 扩血管时由于肾脏压力利钠机制而引起的水钠潴留,增强 ARB 的疗效。

厄贝沙坦氢氯噻嗪片中含有厄贝沙坦,与替米沙坦均属于 ARB,为同一类药物,其作用机制相同,两者联用可增加高血钾等不良反应的发生风险。本处方属于联合用药不适宜。

【干预建议】建议根据患者的血压控制情况,停用替米沙坦或更换成其他类型的抗高血压药。

案例 8

【处方描述】

性别:女　年龄:77 岁

临床诊断:高血压 1 级。

处方内容:

氯沙坦钾片	0.1g	b.i.d.	p.o.

【处方问题】用法、用量不适宜。

【机制分析】氯沙坦为 ARB,ARB 的降压药效呈剂量依赖性,但不良反应并不随剂量增加而增加,适用于轻、中、重度高血压患者,患者高血压为 1 级,可以选择氯沙坦单药治疗。氯沙坦的半衰期为 6~9 小时,半衰期较长,对大多数患者,通常起始和维持剂量为每天一次 50mg,治疗 3~6 周可达到最大降压效果。在部分患者中,剂量增加到每天一次 100mg 可产生进一步的降压作用。氯沙坦最大目标剂量为 150mg/d,处方日总剂量为 200mg,超过最大日剂量。本处方属于用法、用量不适宜。

【干预建议】若每天一次 100mg 氯沙坦的给药剂量下血压控制仍不佳,建议联用其他抗高血压药,不建议增加氯沙坦的给药频次,以免增加不良反应。

案例 9

【处方描述】

性别:男　年龄:74 岁

临床诊断:高血压 2 级;中度肾功能异常。

处方内容:

培哚普利片	4mg	t.i.d.	p.o.
美托洛尔缓释片	47.5mg	q.d.	p.o.
尿毒清颗粒	5g	t.i.d.	p.o.

【处方问题】用法、用量不适宜;遴选药品不适宜。

【机制分析】培哚普利是一种前体药物。口服培哚普利 27% 以活性代谢物培哚普利拉的形式入血。除活性代谢产物培哚普利拉外,培哚普利还产生 5 种代谢物,都是无活性的。培哚普利拉通过肾脏清除,其游离部分的消除半衰期大约为 17 小时,4 天内可以达到稳态。培哚普利的半衰期长,应在每日晨起餐前 1 次服用,处方中一天 3 次的给药频次不适宜。此外,正常情况下,培哚普利的最大日剂量为 8mg;对中度肾功能不全患者,推荐培哚普利的日剂量为

2mg。处方中培哚普利的日剂量为 12mg,日剂量超量。

培哚普利主要经肾脏排泄,活性代谢产物培哚普利拉在老年人或肾功能不全患者中的消除降低。对高龄、中度肾功能异常患者,培哚普利拉的消除降低,药物蓄积可能会加重肾损害。

综上所述,本处方属于用法、用量不适宜,遴选药品不适宜。

【干预建议】ACEI 中的福辛普利由肝、肾双通道排泄,对轻至重度肾功能不全患者(肌酐清除率为 10~80ml/min)无须调整剂量,该药是真正双通道代偿排泄的 ACEI,肾功能不全时可代偿性增加经肝脏排泄的比例。建议将培哚普利片改为福辛普利片,有助于保护肾功能、避免肾损害。

(二) 钙通道阻滞剂(CCB)

钙通道阻滞剂的降压作用强,耐受性好,无绝对禁忌证,对代谢无不良影响,适用于糖尿病与代谢综合征患者;CCB 类抗高血压药更适用于容量性高血压,如老年高血压、单纯收缩期高血压及低肾素活性或低交感活性的高血压;CCB 的降压作用不受高盐饮食影响,尤其适用于生活中习惯高盐摄入及盐敏感性高血压患者;CCB 是合并动脉粥样硬化的高血压患者的首选抗高血压药,如高血压合并稳定型心绞痛、颈动脉粥样硬化、冠状动脉粥样硬化及周围血管病。

CCB 相对禁忌证包括充血性心力衰竭、快速性心律失常。

CCB 种类繁多,其分类方法为:①根据与血管和心脏的亲和力分类;②根据与钙通道亚型的亲和力分类;③根据药动学和药效学特点分类。

根据与血管和心脏的亲和力,可将 CCB 分为二氢吡啶类 CCB 与非二氢吡啶类 CCB,两种 CCB 作用机制及代表药物见表 2-7。需要注意的是,非二氢吡啶类 CCB 如地尔硫䓬和维拉帕米,能减慢房室传导,常用于伴有心房颤动或心房扑动的心绞痛患者,合并心脏房室传导功能障碍或病态窦房结综合征的高血压患者应慎用,左室收缩功能不全的高血压患者也应避免使用,非二氢吡啶类 CCB 的代表药物及其特点见表 2-8。

表 2-7　钙通道阻滞剂的分类及代表药物

	二氢吡啶类	非二氢吡啶类
代表药物	氨氯地平、左旋氨氯地平、硝苯地平、尼群地平等	维拉帕米、地尔硫䓬
作用机制	主要作用于血管平滑肌上的 L 型钙通道	对窦房结和房室结处的钙通道具有选择性,且对心脏具有负性变时、降低交感神经活性作用

续表

	二氢吡啶类	非二氢吡啶类
优先选用人群	容量性高血压;合并动脉粥样硬化的高血压患者	高血压合并心绞痛、高血压合并室上性心动过速及高血压合并颈动脉粥样硬化的患者
不良反应	头痛、面部潮红、踝部水肿等	

表 2-8 非二氢吡啶类钙通道阻滞剂

药物	用法用量	主要不良反应	禁忌证	相互作用	用药注意
地尔硫䓬常释制剂	30~60mg,t.i.d.	房室传导阻滞、心功能抑制	伴有病态窦房结综合征、已存在二或三度房室传导阻滞或明显的心动过缓者禁用,伴有较轻的房室传导阻滞或心动过缓者慎用	与胺碘酮、地高辛及β受体拮抗剂联用时,使心脏传导抑制作用增强、心动过缓风险增加	地尔硫䓬与心力衰竭的发生有关,伴左室功能减退者应慎用,突然停用地尔硫䓬与心绞痛加重有关
地尔硫䓬缓释制剂	90~180mg,q.d.~b.i.d.	房室传导阻滞、心功能抑制	二~三度房室传导阻滞、心力衰竭患者禁用		
维拉帕米缓释制剂	120~240mg,q.d.	头痛、便秘、水肿	二~三度房室传导阻滞、左室功能不全者禁用	当维拉帕米与β受体拮抗剂联用时,两者均有心脏抑制作用,应在给予维拉帕米前至少24小时停止β受体拮抗剂的治疗	维拉帕米突然停药会导致心绞痛恶化

　　根据 CCB 在体内的药动学和药效学特点,可将 CCB 分为第一、二、三代,三代 CCB 的特点及代表药物见表 2-9。第一代 CCB 如硝苯地平,多为短效药物,药物血浆浓度波动大,作用持续时间短,对血压控制很难实现 24 小时有效覆盖。通过将短效的硝苯地平制备成缓释或控释剂型,可使药物缓慢释放,减小血药浓度波动,延长药物的降压效果,保证了药物治疗的长效性和平稳性,硝苯地平不同剂型的特点见表 2-10。

表2-9 CCB类抗高血压药的分类及特点

	第一代	第二代	第三代
代表药物	硝苯地平片、维拉帕米片	硝苯地平缓释片、非洛地平缓释片	氨氯地平、拉西地平
特点	生物利用度低、波动大、半衰期短、清除率高（短效）	血管选择性高、半衰期较长	起效平缓、作用平稳、持续时间久、抗高血压谷峰比值高
不良反应	易引起反射性心动过速、心悸和头痛		

表2-10 硝苯地平常释制剂、缓释制剂及控释制剂的特点

药物	适应证	用法用量	主要不良反应	禁忌证	用药注意
硝苯地平常释制剂	高血压	起始剂量为 10mg，t.i.d.	踝部水肿、头痛	快速性心律失常、心力衰竭者慎用	一般不建议口含用于降压
硝苯地平缓释制剂	老年高血压、单纯性高血压	10~20mg，b.i.d.	外周性水肿、头痛、面部潮红	快速性心律失常、心力衰竭、肝肾功能不全者慎用	低血压者应谨慎使用，不用于成人急性降压，但可用于儿童急性降压
硝苯地平控释制剂	高血压、冠心病	30~60mg，q.d.	水肿、头痛	对硝苯地平过敏者、心源性休克患者、孕妇及哺乳期妇女禁用	低血压及严重主动脉瓣狭窄患者，当血压很低（收缩压 ≤ 90mmHg 的严重低血压）时应慎用

　　由于CCB具有扩张血管、降低血压的作用，易引起反射性心动过速、心悸等交感神经系统激活的症状，故应尽量使用长效制剂，其降压平稳、持久有效、不良反应小、患者耐受性好且依从性高。第三代CCB如氨氯地平、左旋氨氯地平、拉西地平等，半衰期较长，具有起效平缓、作用平稳、作用持续时间长、抗高血压谷峰比值高的特点，因此患者血压波动较小，每天给药一次，即可达到平稳降压的作用，第三代CCB的特点见表2-11及表2-12。

表2-11 氨氯地平与左旋氨氯地平的特点

药物	用法用量	主要不良反应	相互作用	用药注意
氨氯地平	2.5~10mg，q.d.	外周性水肿、头痛	与克拉霉素联用会增加氨氯地平的血药浓度；与辛伐他汀联用增加肌病风险	重度肝功能不全者应缓慢增量

续表

药物	用法用量	主要不良反应	相互作用	用药注意
左旋氨氯地平	2.5~5mg，q.d.	水肿、头痛	不影响阿托伐他汀、地高辛、乙醇的药动学；可与噻嗪类利尿药、ACEI、抗生素及口服降血糖药联用；与西咪替丁或葡萄柚汁联用时不改变本品的药动学	可用于合并心力衰竭的高血压患者

表 2-12 尼群地平、拉西地平及非洛地平的特点

药物	用法用量	主要不良反应	禁忌证	相互作用	用药注意
尼群地平	10mg，b.i.d.	头痛、面部潮红	严重主动脉狭窄者禁用	与胺碘酮联用出现心动过缓、房室传导阻滞的风险增加	服药期间须定期监测心电图
拉西地平	2~4mg，q.d.	水肿、头痛	严重主动脉狭窄者禁用	与胺碘酮联用出现心动过缓、房室传导阻滞的风险增加	对肾损害者或老年患者无须调整剂量
非洛地平	2.5~10mg，q.d.	踝部水肿、面部潮红	对二氢吡啶类CCB过敏者禁用，肝功能受损、严重肾损害者慎用	与克拉霉素、伏立康唑等肝药酶抑制剂联用会增加非洛地平的血药浓度	宜早晨服用，老年患者应减量

CCB 的常见不良反应：①因药物的扩血管作用，可引起头痛和面部潮红；②部分患者可出现反射性心率加快、心输出量增加；③血管性水肿；④齿龈肥厚，多见于年轻患者；⑤可减弱心肌收缩，减慢心肌传导；⑥可引起胃肠道反应。

案例 10

【处方描述】

性别：女　年龄：65 岁

临床诊断：高血压 3 级；心绞痛。

处方内容：

硝苯地平片	10mg	t.i.d.	p.o.
美托洛尔片	25mg	b.i.d.	p.o.

【处方问题】遴选药品不适宜。

【机制分析】鉴于CCB具有抗心绞痛及抗动脉粥样硬化作用,心绞痛患者推荐β受体拮抗剂和CCB联用。

高血压治疗的重要原则之一就是要求血压平稳,我国现行高血压防治指南推荐使用长效抗高血压药,目的在于使高血压患者的血压得到平稳控制。硝苯地平片属于第一代CCB,为短效抗高血压药,很难实现24小时有效覆盖,易导致血压波动。而且其在扩张血管的同时,由于使血压下降速度快,激活交感神经系统易引起反射性心动过速、心悸和头痛,因此不宜选择硝苯地平普通片。本处方属于遴选药品不适宜。

【干预建议】尽量使用长效剂型如硝苯地平控释片,以达到降压平稳持久有效,同时不良反应小,患者耐受性好、依从性高。

案例 11
【处方描述】

性别:女　年龄:55岁
临床诊断:高血压3级。
处方内容:

尼莫地平片	30mg	t.i.d.	p.o.

【处方问题】遴选药品不适宜。

【机制分析】尼莫地平为钙通道阻滞剂,对脑动脉的作用较全身其他部位动脉的作用强许多,并且由于它具有很高的亲脂性特点,易透过血脑屏障,用于各种原因的蛛网膜下腔出血后的脑血管痉挛和急性脑血管病恢复期的血液循环改善,一般不用于降压治疗。本处方属于遴选药品不适宜。

【干预建议】患者为高血压3级,建议抗高血压药联合治疗,不建议尼莫地平单药用于控制该患者的血压,虽然尼莫地平有一定的降压作用,但不常规用于高血压的治疗。

案例 12
【处方描述】

性别:男　年龄:26岁
临床诊断:高血压;侵袭性肺曲霉病。
处方内容:

苯磺酸氨氯地平片	5mg	q.d.	p.o.
伏立康唑片	0.2g	q.12h	p.o.

【处方问题】联合用药不适宜。

【机制分析】氨氯地平为 CYP3A4 底物,伏立康唑为 CYP3A4 抑制剂,虽然未经临床研究,但体外试验(人肝微粒体)已显示伏立康唑对氨氯地平的代谢有抑制作用。因此,同服伏立康唑可能会使氨氯地平的血药浓度增高,两者同时服用时应监测低血压及水肿症状,以确定是否需要调整剂量。本处方属于联合用药不适宜。

【干预建议】氨氯地平与 CYP3A4 抑制剂同服时应监测低血压及水肿症状。建议将氨氯地平换成 ACEI 或 ARB。

案例 13

【处方描述】

性别:女 年龄:25 岁

临床诊断:高血压;早孕。

处方内容:

| 硝苯地平控释片 | 30mg | q.d. | p.o. |

【处方问题】遴选药品不适宜。

【机制分析】硝苯地平控释片禁用于妊娠 20 周,其说明书中指出动物实验显示有胚胎毒性及致畸性。现有信息尚不足以排除硝苯地平控释片对胎儿及新生儿的不良影响,怀孕 20 周以上的妇女使用本品时应仔细权衡利弊,仅在其他药物不适用或无效时才考虑应用硝苯地平控释片。本处方属于遴选药品不适宜。

【干预建议】妊娠高血压首选拉贝洛尔,也可将硝苯地平控释片换成硝苯地平普通片或者缓释片。

案例 14

【处方描述】

性别:男 年龄:56 岁

临床诊断:脑卒中;原发性高血压。

处方内容:

阿司匹林肠溶片	100mg	q.d.	p.o.
辛伐他汀胶囊	40mg	q.n.	p.o.
甲磺酸氨氯地平片	5mg	q.d.	p.o.
银杏叶片	9.6mg	t.i.d.	p.o.

【处方问题】联合用药不适宜。

【机制分析】氨氯地平为 CYP3A4 底物，辛伐他汀主要经过 CYP3A4 代谢，氨氯地平与辛伐他汀合用可增加横纹肌溶解的发生风险，两者联用时，辛伐他汀的日剂量不能超过 20mg，处方中辛伐他汀的日剂量为 40mg。本处方属于联合用药不适宜。

【干预建议】①药师应注意交代患者：应立即报告原因不明的肌肉疼痛、无力或痉挛，特别是在伴有不适和发热时；②建议改用其他他汀类药物（普伐他汀不通过细胞色素 P450 酶代谢）。

案例 15
【处方描述】

性别：女　年龄：67 岁
临床诊断：高血压。
处方内容：

缬沙坦氨氯地平片（Ⅰ）	80mg/5mg	q.d.	p.o.
硝苯地平控释片	30mg	q.d.	p.o.

【处方问题】联合用药不适宜。

【机制分析】缬沙坦氨氯地平片（Ⅰ）含 80mg 缬沙坦和 5mg 氨氯地平，是 ARB 与 CCB 构成的复方制剂，ARB+CCB 是各国高血压指南推荐的优化联合方案，ARB 可抑制二氢吡啶类 CCB 引起的 RASS 系统激活和下肢水肿等不良反应，两者优化联合降压效果增强、不良反应减少。

缬沙坦氨氯地平片（Ⅰ）中的氨氯地平与硝苯地平同属于 CCB，通过扩张血管平滑肌而降低外周血管阻力和血压，作用机制相同。本处方属于联合用药不适宜。

【干预建议】硝苯地平控释片、缬沙坦氨氯地平片（Ⅰ）属于同类药物，不建议联合使用，不仅疗效不互补，而且不良反应发生风险增加，建议换用其他种类的抗高血压药。

案例 16
【处方描述】

性别：女　年龄：65 岁
临床诊断：高血压。
处方内容：

硝苯地平片	10mg	q.d.	含服

【处方问题】用法、用量不适宜。

【机制分析】硝苯地平的用法不适宜。《高血压基层诊疗指南(2019)》指出，对于无明显症状的重度高血压患者给予口服降压药物，不需要紧急降压，尤其避免舌下含服短效降压药物；对于有症状(头痛、恶心、呕吐)的重度高血压，以及有过心脑血管疾病病史和老年虚弱高血压患者在有条件的情况下静脉输入药物治疗，不宜过快降压，没有条件可服用缓释CCB，特别注意不可含服短效硝苯地平。硝苯地平普通片迅速起效，使血压短时间内剧烈下降，容易导致重要脏器缺血，诱发严重的缺血性心脑血管事件，同时反射性兴奋交感神经，引起心悸、胸闷等一系列症状。

此外，高血压的治疗原则为达标、平稳、综合管理。降压药物的选择遵循优先原则，即优先使用长效降压药物，以有效控制24小时血压，更有效预防心脑血管并发症。硝苯地平普通片半衰期短、清除率高，作用持续时间短，使其对血压的控制时间短，很难实现24小时有效覆盖。建议优先选用硝苯地平缓释或者控释剂型，保证药物治疗的长效性和平稳性。

综上，本处方属于用法、用量不适宜。

【干预建议】高血压患者避免舌下含服硝苯地平等短效药物快速降压，建议改为硝苯地平缓释片或者控释片。

案例 17

【处方描述】

性别：女　年龄：71 岁

临床诊断：原发性高血压。

处方内容：

| 硝苯地平控释片 | 30mg | b.i.d. | p.o. |

【处方问题】用法、用量不适宜。

【机制分析】由于老年高血压患者多数为低肾素、盐敏感性，CCB有利尿、排钠作用，同时通过其直接扩血管作用以对抗增高的外周血管阻力。此外，CCB有抗动脉粥样硬化作用，尤其长效CCB可平稳降压，减少血压波动，特别适用于老年高血压患者。硝苯地平是短效CCB，通过制剂手段制备成硝苯地平双层控释片，以膜调控的推拉渗透泵原理，使药物在24小时内近似恒速释放硝苯地平。因此，硝苯地平控释片的用药频次为每日1次，处方中硝苯地平的给药频次为每日2次，不合理。本处方属于用法、用量不适宜。

【干预建议】硝苯地平控释片每日1次即可，建议不常规每日2次给药。

如果是反杓型高血压有 2 个高压点,早上七八点主高压点服长效制剂,下午两三点次高压点服短效制剂。

案例 18
【处方描述】

性别:男　年龄:60 岁

临床诊断:颊部恶性肿瘤;原发性高血压。

处方内容:

硝苯地平控释片	30mg	q.d.	鼻饲
缬沙坦胶囊	80mg	q.d.	鼻饲

【处方问题】剂型与给药途径不适宜。

【机制分析】硝苯地平控释片为不溶性骨架型控释片,当碾碎用于鼻饲会破坏骨架结构,无法起控释作用,致使硝苯地平的单次药量过大,另外不溶性骨架容易堵塞鼻饲管,故硝苯地平控释片不能鼻饲。本处方属于剂型与给药途径不适宜。

【干预建议】硝苯地平控释片不能碾碎服用,不能鼻饲给药,建议选用其他 CCB 的普通片,如氨氯地平片等。

案例 19
【处方描述】

性别:男　年龄:81 岁

临床诊断:高血压 2 级。

处方内容:

盐酸贝那普利片	10mg	b.i.d.	p.o.
马来酸左旋氨氯地平片	2.5mg	b.i.d.	p.o.

【处方问题】用法、用量不适宜。

【机制分析】氨氯地平口服吸收良好,且不受摄入食物的影响,给药后 6~12 小时血药浓度达至高峰,每天给药 1 次,连续给药 7~8 天后血药浓度达稳态。治疗高血压的初始剂量为 2.5mg(1 片),每日 1 次;最大剂量为 5mg(2 片),每日 1 次。虚弱或老年患者、伴有肝功能不全患者的初始剂量为 1.25mg(半片),每日 1 次。氨氯地平为第三代长血浆半衰期的 CCB,具有起效平缓、作用平稳、持续时间久、抗高血压谷峰比值高的特点,患者服药后血压波动小,一天 1 次给药即可,无须一天 2 次服用。本处方属于用法、用量不适宜。

【干预建议】马来酸左旋氨氯地平片建议一天 1 次给药即可。

(三)利尿药

利尿药的降压效果好,价格低廉,可显著降低心血管事件的发生率和总死亡率;适用于大多数无禁忌证的高血压患者的初始和维持治疗,尤其适合老年高血压、难治性高血压、心力衰竭合并高血压、盐敏感性高血压等患者;痛风患者禁用噻嗪类利尿药,高血钾与肾衰竭患者禁用醛固酮受体拮抗剂。

利尿药的分类及代表药物见表 2-13。

表 2-13   利尿药的分类及代表药物

	噻嗪类利尿药	袢利尿药	留钾利尿药	碳酸酐酶抑制剂
代表药物	氢氯噻嗪、吲达帕胺	呋塞米	螺内酯、氨苯蝶啶	乙酰唑胺
作用强度	中效	强效	弱效	少用
不良反应	低钾血症(发生率与剂量呈正相关),长期大剂量应用利尿药单药治疗时还需注意其导致电解质紊乱、糖代谢异常、高尿酸血症、直立性低血压等不良反应的可能性			
建议	利尿药与 ACEI 或 ARB 合用,可抵消或减轻其低钾的副作用			

利尿药与 β 受体拮抗剂联合应用可能增加糖尿病易感人群的新发糖尿病风险,因此应尽量避免这两种药物联合使用。

利尿药的常见不良反应包括①低钾血症:利尿药在肾小管排钠的同时也可能因钾的排出增多而导致低钾,大剂量的利尿药造成的低钾血症可致心搏骤停;②低钠血症:利尿药引起的钠排出过多可引起低血压或尿素氮升高,严重者可出现神经系统症状;③高尿酸血症:利尿后由于血容量降低,细胞外液浓缩,加大肾脏对尿酸的重吸收,严重的高尿酸血症可导致急性痛风发作;④高血糖和糖耐量降低:利尿药可抑制胰岛素或肝的磷酸二酯酶分泌,导致胰岛素抵抗增加和高胰岛素血症;⑤高胆固醇血症:利尿药可使血清胆固醇水平增加 5%~15%。

案例 20

【处方描述】

性别:女　年龄:58 岁

临床诊断:高血压 3 级(极高危);2 型糖尿病;糖尿病肾病;慢性肾脏病(CKD)4 期。

处方内容:

氢氯噻嗪片	25mg	b.i.d.	p.o.
卡托普利片	12.5mg	t.i.d.	p.o.

【处方问题】 遴选药品不适宜。

【机制分析】 高血压合并慢性肾脏病(CKD)患者抗高血压药的选择除普遍适用的降压疗效、安全性及依从性外,还需综合考虑是否合并糖尿病、蛋白尿,心、肾保护作用的药物选择注意事项。选用的药物主要包括 ACEI/ARB,CCB,噻嗪类利尿药,袢利尿药,α、β 受体拮抗剂等,其中 ACEI/ARB 为首选药物。高血压合并糖尿病的 CKD 患者以 ACEI 和 ARB 作为优先推荐,联合用药优先选择 CCB+ACEI/ARB。ACEI+ 噻嗪类利尿药是肾性高血压常见的联合降压方案。

本处方选用氢氯噻嗪不合理。患者为 CKD 4 期,肾功能严重受损,氢氯噻嗪类利尿药的作用部位主要是远曲小管管腔的上皮细胞,当肾功能不全时肾小球滤过率显著降低,导致到达作用部位的药物量也大大减少而无法发挥相应的作用。CKD 4 期患者推荐用袢利尿药代替噻嗪类利尿药。

本处方选用卡托普利不合理。高血压治疗的重要原则之一就是要求血压平稳,我国现行高血压防治指南推荐使用长效抗高血压药,目的在于使高血压患者的血压得到平稳控制。卡托普利为短效抗高血压药,半衰期为 2 小时,很难实现 24 小时有效覆盖,易导致血压波动。

综上所述,本处方属于遴选药品不适宜。

【干预建议】 建议将氢氯噻嗪改为袢利尿药呋塞米 20mg q.d.;建议将卡托普利片改为长效 ACEI,同时提高患者的依从性。

案例 21

【处方描述】

性别:女　年龄:58 岁

临床诊断:痛风;高血压。

处方内容：

氢氯噻嗪片	25mg	q.d.	p.o.
苯磺酸氨氯地平片	5mg	q.d.	p.o.
苯溴马隆片	50mg	q.d.	p.o.

【处方问题】遴选药品不适宜。

【机制分析】氢氯噻嗪为噻嗪类利尿药，氨氯地平为长效二氢吡啶类CCB，利尿药较少单独使用，常作为联合用药的基本药物使用，利尿药与ACEI、ARB 或 CCB 联用为理想的治疗方案，与 CCB 联用方案更适于低肾素型高血压。

氢氯噻嗪干扰肾小管排泄尿酸，抑制尿酸排泄，长期使用可能升高血尿酸水平，促发或加重痛风。《高血压合理用药指南（第 2 版）》指出，痛风患者禁用噻嗪类利尿药，对无痛风病史的单纯性高尿酸血症患者，虽然不是利尿药治疗的绝对禁忌证，但不建议将利尿药作为首选治疗药物，可作为其他种类的药物治疗后血压不能达标时的二线或三线治疗药物。本处方属于遴选药品不适宜。

【干预建议】患者有痛风史，选择氢氯噻嗪不适宜，建议选用其他种类的抗高血压药。

案例 22

【处方描述】

性别：女　年龄：43 岁

临床诊断：高血压。

处方内容：

| 珍菊降压片 | 0.25g | b.i.d. | p.o. |
| 吲达帕胺滴丸 | 2.5mg | q.d. | p.o. |

【处方问题】联合用药不适宜。

【机制分析】珍菊降压片每片含氢氯噻嗪 5mg，氢氯噻嗪和吲达帕胺均属于噻嗪类利尿药，作用机制相同。重复使用同一类药物，由于药物机制相似，可能达不到良好的降压效果，反而易导致不良反应出现。对适于利尿药治疗的高血压患者，一般以中、小剂量作为初始治疗，若采用中、小剂量的噻嗪类利尿药治疗未能使血压达标，不建议增加剂量，应在此基础上加用其他种类的抗高血压药。吲达帕胺的中、小剂量为 1.25 或 1.5mg，常用剂量的最大剂量为

2.5mg/d,在此日剂量下联用珍菊降压片可能会引起低血钾及其他代谢不良反应的发生。本处方属联合用药不适宜。

【干预建议】在使用吲达帕胺滴丸的基础上,珍菊降压片可改为 ACEI、ARB 或 CCB。

案例 23
【处方描述】

性别:男　年龄:76 岁
临床诊断:高血压;冠心病。
处方内容:

氢氯噻嗪片	25mg	q.d.	p.o.
螺内酯片	20mg	b.i.d.	p.o.
呋塞米片	20mg	b.i.d.	p.o.

【处方问题】遴选药品不适宜。

【机制分析】高血压合并冠心病患者的用药原则是在生活方式干预的基础上,既要控制血压以减少心脏负担,又要扩张冠状动脉以改善心肌的血液供应。JNC 8 对高血压合并冠心病患者的降压治疗推荐使用 β 受体拮抗剂(Ⅰ/A)和 ACEI(Ⅰ/A)/ARB(Ⅰ/B)作为首选,降压的同时可减少心肌氧耗量,改善心肌重构。鉴于 CCB 具有抗心绞痛和抗动脉粥样硬化作用,心绞痛患者推荐使用 β 受体拮抗剂 + CCB(Ⅰ/A)。

噻嗪类利尿药已被证实可改善高血压合并稳定型心绞痛患者的预后。在高血压合并 ACS 的患者中,利尿药优先用于合并充盈压升高、肺静脉阻塞或心力衰竭的患者;对合并心力衰竭的 ACS 患者,推荐袢利尿药优于噻嗪类利尿药。患者诊断为高血压、冠心病,未合并心力衰竭、水肿、慢性肾功能不全等情况,利尿药呋塞米一般不用于降压治疗。本处方属于遴选药品不适宜。

【干预建议】高血压合并冠心病患者的降压治疗推荐使用 β 受体拮抗剂和 ACEI/ARB 作为首选;心绞痛患者可选 β 受体拮抗剂 +CCB。

案例 24
【处方描述】

性别:女　年龄:83 岁
临床诊断:肺部感染;肺恶性肿瘤;高血压 3 级;结肠恶性肿瘤;慢性支气管炎;脑萎缩;腔隙性脑梗死;胸腔积液。

处方内容：

螺内酯片	20mg	b.i.d.	p.o.
氯化钾注射液(10%)	10ml	q.d.	iv.gtt
氯化钾缓释片	1g	t.i.d.	p.o.

【处方问题】联合用药不适宜。

【机制分析】恶性肿瘤的老年患者，特别是结肠恶性肿瘤多为恶病质，考虑摄入不足引起的严重低钾血症，需补钾治疗。螺内酯的使用并非为降压，而是保钾，螺内酯片可减少钾的肾排泄，和氯化钾注射液(10%)、氯化钾缓释片三药联用可引起高钾血症，导致心律失常或心搏骤停，应避免联用。本处方属联合用药不适宜。

【干预建议】用药过程中应密切监测血钾；建议用药方案加抗高血压药。

（四）β 受体拮抗剂

β 受体拮抗剂可减慢心率，降低心肌氧耗量，兼有抗缺血及改善预后的双重作用；适用于高血压伴交感活性增高及心率偏快（静息心率 ≥ 75 次/min）的中青年患者、高血压合并冠心病或心力衰竭、高血压合并心房颤动（心室率快者）；绝对禁忌证包括合并支气管哮喘、二度及二度以上的房室传导阻滞、严重心动过缓的患者；相对禁忌证包括慢性阻塞性肺疾病、外周动脉疾病。

根据对 $β_1$ 受体的相对选择性，可以将 β 受体拮抗剂分为 3 类①非选择性 β 受体拮抗剂：竞争性拮抗 $β_1$ 和 $β_2$ 肾上腺素受体，进而导致对糖脂代谢和肺功能的不良影响，拮抗血管上的 $β_2$ 受体，相对兴奋 α 受体，增加周围血管阻力，代表药物为普萘洛尔；②选择性 $β_1$ 受体拮抗剂：特异性拮抗 $β_1$ 肾上腺素受体，对 $β_2$ 受体的影响相对较小，代表药物为比索洛尔、美托洛尔、阿替洛尔；③有周围血管舒张功能的 β 受体拮抗剂：能通过拮抗 $α_1$ 受体产生周围血管舒张作用，此类药物具有 β 和 α 受体双重拮抗作用，因此能部分抵消彼此的不良反应，减少或消除由于 β 受体拮抗而导致的外周血管收缩和糖脂代谢，代表药物为阿罗洛尔、卡维地洛。

糖脂代谢异常者一般不首选 β 受体拮抗剂，必要时可选用高选择性 $β_1$ 受体拮抗剂；推荐应用无内在拟交感活性、$β_1$ 受体选择性较高或兼有 α 受体拮抗扩血管作用的 β 受体拮抗剂。这些药物对代谢的影响小，不良反应少，可较安全地用于伴糖尿病、慢性阻塞性肺疾病以及外周血管疾病的高血压患者。

常用的代表药物有比索洛尔、美托洛尔、阿替洛尔等。

用药注意事项:①出现心动过缓不能突然停药,停药后会出现心率明显增快的"反跳"现象,患者会出现心慌;②如果既往有冠心病,突然停药会加重冠心病心绞痛,要缓慢、逐渐减少药物剂量而停药。

β受体拮抗剂的常见不良反应:①可以诱发或加重哮喘;②可引起心动过缓和传导阻滞,因可减弱心肌收缩力,故可加重严重心力衰竭患者的心力衰竭程度;③可干扰糖和脂类代谢,导致血糖、血总胆固醇、低密度脂蛋白和甘油三酯增高;④突然停药,可诱发冠心病患者心绞痛。

案例 25

【处方描述】

性别:女　年龄:65 岁

临床诊断:支气管哮喘;高血压 3 级;心绞痛。

处方内容:

硝苯地平控释片	30mg	q.d.	p.o.
酒石酸美托洛尔片	25mg	b.i.d.	p.o.
阿托伐他汀片	10mg	q.n.	p.o.
单硝酸异山梨酯缓释片	30mg	q.d.	p.o.
氯吡格雷片	75mg	q.d.	p.o.

【处方问题】遴选药品不适宜。

【机制分析】对高血压合并冠心病患者的降压治疗推荐使用 β 受体拮抗剂和 ACEI/ARB 作为首选,降压的同时可减少心肌氧耗量,改善心肌重构。鉴于 CCB 具有抗心绞痛和抗动脉粥样硬化作用,心绞痛患者推荐使用 β 受体拮抗剂联合 CCB。患者高血压合并心绞痛,选用硝苯地平和美托洛尔是合理的。

非选择性 β 受体拮抗剂可拮抗支气管平滑肌上的 $β_2$ 受体,使支气管平滑肌收缩,呼吸道阻力增加,这种作用对正常人的影响较小,但对哮喘患者的影响较大,可能诱发甚至加重哮喘发作,且 β 受体拮抗剂对哮喘发作时的 $β_2$ 受体激动剂抢救治疗有潜在的拮抗作用,故哮喘患者禁用 β 受体拮抗剂。美托洛尔是选择性 $β_1$ 受体拮抗剂,支气管哮喘患者对选择性 $β_1$ 受体拮抗剂有更好的耐受性,但并非完全无风险,因为选择性 $β_1$ 受体拮抗剂也有不同程度的 $β_2$ 受体拮抗作用,尤其是在大剂量给药时。因此,哮喘患者使用选择性 β 受体拮抗剂应权衡利弊,谨慎使用。本处方属于遴选药品不适宜。

【干预建议】建议将美托洛尔更换成 ACEI/ARB。若患者的病情必须使用 β 受体拮抗剂,应权衡利弊,谨慎选择。轻至中度哮喘并且呼吸系统疾病的病情相对稳定,在短期内没有明显的病情恶化倾向,气道峰值流量在预测值 70%~80% 以上,且测定的变异在 30% 以下的患者,可以谨慎使用选择性 β 受体拮抗剂。使用给定剂量的 β_2 受体激动剂,可部分缓解由 β 受体拮抗剂引起的支气管痉挛。

案例 26
【处方描述】

性别:男　年龄:60 岁
临床诊断:高血压;2 型糖尿病。
处方内容:

硝苯地平控释片	30mg	q.d.	p.o.
琥珀酸美托洛尔缓释片	23.75mg	b.i.d.	p.o.
二甲双胍片	0.5g	t.i.d.	p.o.

【处方问题】用法、用量不适宜。

【机制分析】高血压合并糖尿病患者的降压治疗首选 ACEI 或 ARB,单药控制效果不佳时,长效 CCB 是 ACEI/ARB 治疗基础上的首选联合用药。CCB+β 受体拮抗剂也是被推荐用于治疗高血压合并糖尿病的方案之一,其中高选择性 β_1 受体拮抗剂或 α、β 受体拮抗剂对血糖的影响很小或无影响,适合高血压合并糖尿病患者的治疗,尤其是静息心率 >80 次 /min 的患者,所以处方选择硝苯地平控释片和琥珀酸美托洛尔缓释片用于该患者降压治疗合适。其中琥珀酸美托洛尔缓释片是由微囊化的颗粒组成的,每个颗粒用聚合物薄膜以控制药物的释放速度,该剂型的血药浓度平稳,作用维持时间超过 24 小时,无须一天给药 2 次。本处方属用法、用量不适宜。

【干预建议】琥珀酸美托洛尔缓释片一天 1 次给药即可。

案例 27
【处方描述】

性别:男　年龄:58 岁
临床诊断:高血压;脑梗死;慢性鼻炎;支气管炎。
处方内容:

盐酸普萘洛尔片	10mg	t.i.d.	p.o.

鼻康片	1.4g	t.i.d.	p.o.
银杏酮酯滴丸	20mg	t.i.d.	p.o.
氨氯地平片	2.5mg	q.d.	p.o.
琥珀酸美托洛尔缓释片	23.75mg	q.d.	p.o.

【处方问题】联合用药不适宜;遴选药品不适宜。

【机制分析】普萘洛尔为非选择性 β 受体拮抗剂,美托洛尔为选择性 β_1 受体拮抗剂,由于药物机制相似,可能达不到良好的降压效果,反而易导致不良反应出现。处方同时开具普萘洛尔和美托洛尔属联合用药不适宜。

高血压合并脑梗死优先推荐利尿药、ACEI,尤其是两者联用,β 受体拮抗剂的使用证据强度较弱;另外,普萘洛尔为非选择性 β 受体拮抗剂,可拮抗支气管平滑肌上的 β_2 受体,使支气管平滑肌收缩,呼吸道阻力增加,非过敏性支气管炎患者应慎用普萘洛尔。

综上所述,本处方属于联合用药不适宜、遴选药品不适宜。

【干预建议】建议停用普萘洛尔。高血压合并卒中,预防卒中复发可首选利尿药、ACEI 或两者联用。

(五) 其他类型的抗高血压药

1. 直接血管扩张药

代表药物:肼屈嗪。

作用机制:直接扩张小动脉,降低外周血管阻力,增加心输出量及肾血流量,但有反射性交感神经激活作用,目前已很少使用。

2. 交感神经抑制剂

(1)中枢性抗高血压药

代表药物:可乐定、甲基多巴。

作用机制:激活延髓中枢 α_2 受体,抑制中枢神经系统释放交感神经冲动而降低血压;因降低压力感受器的活性可出现直立性低血压。

(2)交感神经末梢抑制剂

代表药物:利血平。

作用机制:阻断去甲肾上腺素向其储存囊泡的转运,减少交感神经冲动传递,降低外周血管阻力,消耗脑内的儿茶酚胺。

3. α 受体拮抗剂

代表药物:特拉唑嗪、哌唑嗪、多沙唑嗪、乌拉地尔。

作用机制:选择性地阻断血液循环或中枢神经系统释放的儿茶酚胺与突

触后 α_1 受体相结合,通过扩张血管产生降压效应。

(六) 具有降压作用的其他药物

1. 硝酸酯类

代表药物:硝酸甘油、硝酸异山梨酯、单硝酸异山梨酯。

作用机制:可扩张静脉,减少回心血量,降低心脏前负荷和室壁张力;另外可直接扩张冠状动脉,解除冠状动脉痉挛。

2. 钠 - 葡萄糖协同转运蛋白 2(SGLT2)抑制剂

代表药物:达格列净、恩格列净、坎格列净。

作用机制:通过减少容量使血压降低。

3. ATP- 敏感性钾通道(KATP)开放剂

代表药物:埃他卡林。

作用机制:K_{ATP} 通道开放,引起平滑肌细胞超极化,抑制钙离子内流,从而舒张血管。

4. 其他 噻唑烷二酮类药物和双胍类降血糖药;他汀类药物;抗震颤麻痹药等。

六、药物治疗方案及处方审核案例详解

(一) 无合并症高血压药物治疗方案

第 1 步:①收缩压 <160mmHg 且舒张压 <100mmHg 者,单药(二氢吡啶类钙通道阻滞剂或 ACEI/ARB 或利尿药或 β 受体拮抗剂)起始治疗,起始剂量观察 2~4 周,未达标者采取原药加量,或更换另一种药物,或直接联合使用 2 种药物,每调整 1 次观察 2~4 周。②收缩压 ≥ 160mmHg 和 / 或舒张压 ≥ 100mmHg 者,推荐 2 种药物联合使用,如二氢吡啶类钙通道阻滞剂 +ACEI/ARB、ACEI/ARB+ 利尿药、二氢吡啶类钙通道阻滞剂 + 利尿药或二氢吡啶类钙通道阻滞剂 +β 受体拮抗剂,或者选用相应的固定剂量复方制剂。未达标则采用如上方法增加剂量或更换方案,每调整 1 次治疗观察 2~4 周。

第 2 步:采用上述两药联合方案治疗后血压仍未达标,采取原药加量,或更换药物,或加用第三种药物,可选二氢吡啶类钙通道阻滞剂 +ACEI/ARB+ 利尿药或二氢吡啶类钙通道阻滞剂 +ACEI/ARB+ β 受体拮抗剂。

第 3 步:3 种药物足量,观察 2~4 周仍未达标,可直接转诊;也可采取原药加量,或更换另一种药物,或二氢吡啶类钙通道阻滞剂、ACEI/ARB、利尿药、β 受体拮抗剂 4 类药物合用,2~4 周仍未达标再转诊。

具体如图 2-1 所示。

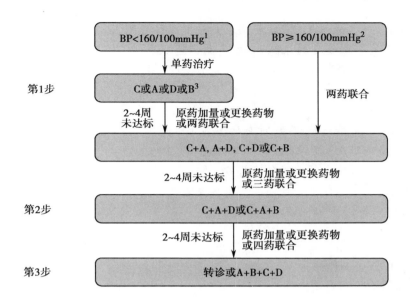

^{1}BP<160/100mmHg：收缩压<160mmHg且舒张压<100mmHg
^{2}BP≥160/100mmHg：收缩压≥160mmHg和/或舒张压≥100mmHg
^{3}B：B类药物适用于心率偏快者
注：每次调整治疗后均需观察2~4周，看达标情况
　　除非出现不良反应等不耐受或需紧急处理的情况
A：ACEI/ARB，即血管紧张素转换酶抑制药/血管紧张素Ⅱ受体阻滞药
B：β受体拮抗剂
C：二氢吡啶类钙通道阻滞剂
D：利尿药，常用噻嗪类利尿药

图2-1 无合并症高血压药物治疗流程图

案例 28

【处方描述】

性别：男　年龄：67岁
临床诊断：原发性高血压。
处方内容：

卡托普利片	12.5mg	t.i.d.	p.o.
螺内酯片	20mg	q.d.	p.o.

【处方问题】联合用药不适宜；遴选药品不适宜。

【机制分析】ACEI可抑制醛固酮分泌，导致血钾浓度升高；而醛固酮受体拮抗剂可与醛固酮受体结合，竞争性拮抗醛固酮的排钾保钠作用，进而引起血钾升高。两种药物联合应用易引起患者的血钾持续升高，注意复查血钾，若发现水平升高(>5.5mmol/L),应减小药物剂量并继续监测,必要时停药。建议可将螺内酯更换为噻嗪类利尿药,噻嗪类利尿药联合 ACEI 可抑制前者长期使用因血容量不足而致 RAAS 激活,加强降压效果,并避免噻嗪类因为排钾利尿引起的低血钾。

采用 ACEI 降压治疗,尽量选择长效制剂以平稳降压。卡托普利的半衰期为 2 小时,作用持续时间短,对血压控制的时间短,很难实现 24 小时有效覆盖,建议更换成其他长效 ACEI。

综上所述,本处方属于联合用药不适宜、遴选药品不适宜。

【干预建议】建议可将螺内酯更换为噻嗪类利尿药;卡托普利更换成长效 ACEI(如培哚普利、依那普利、贝那普利)。

(二) 有合并症高血压药物治疗方案

1. 高血压合并糖尿病

(1)降压治疗的启动

1)收缩压为 130~139mmHg 或舒张压为 80~89mmHg 的糖尿病患者可进行不超过 3 个月的非药物治疗,如血压不达标,应采用药物治疗。

2)血压 ≥ 140/90mmHg 的患者应在非药物治疗的基础上立即开始药物治疗;伴微量蛋白尿的患者应直接接受药物治疗。

(2)药物推荐:ACEI 和 ARB 为降压的首选药物,单药控制效果不佳时,优先推荐以 ACEI/ARB 为基础的联合用药(如 ACEI/ARB+CCB、ACEI/ARB+ 利尿药)。

(3)不推荐使用的药物

1)不推荐 ACEI 与 ARB 联合应用,因为动脉粥样硬化性心血管系统疾病(ASCVD)的获益没有增加,不良事件发生率却增加,包括高钾血症、晕厥及肾功能不全。

2)糖尿病和慢性高血压合并妊娠不推荐使用利尿药,因为其减少孕妇的血容量,可导致子宫胎盘灌注不足。妊娠期间禁用 ACEI 和 ARB,因其可引起胎儿损伤。已知安全有效的抗高血压药有甲基多巴、拉贝洛尔等。

案例 29

【处方描述】

性别:女　年龄:72 岁

临床诊断:高血压;2 型糖尿病;高脂血症;重度肾功能不全。

处方内容:

酒石酸美托洛尔片	25mg	b.i.d.	p.o.
氢氯噻嗪片	25mg	b.i.d.	p.o.

【处方问题】遴选药品不适宜;用法、用量不适宜。

【机制分析】患者为高血压合并高血糖、高血脂和肾功能不全,针对此类患者,优化联合用药推荐 ACEI/ARB+ 二氢吡啶类 CCB、ACEI/ARB+ 噻嗪类利尿药或二氢吡啶类 CCB+ 噻嗪类利尿药,不建议 β 受体拮抗剂联合噻嗪类利尿药,因为两者联用可能影响糖脂代谢或电解质平衡,增加糖尿病易感人群的新发糖尿病风险。

长期大剂量使用噻嗪类利尿药可能导致电解质紊乱、糖代谢异常、高尿酸血症、直立性低血压等不良反应,一般建议以中、小剂量作为初始治疗,若采用中、小剂量的噻嗪类利尿药治疗未能使血压达标,不建议继续增加剂量,应在此基础上加用 ACEI/ARB 或 CCB。中、小剂量的氢氯噻嗪为 12.5~25mg,给药频次为一天 1 次,建议日剂量不超过 25mg。本处方的氢氯噻嗪用药剂量偏大,且一天 2 次的给药频次不利于患者的依从性。

选用氢氯噻嗪不合理。患者的肾功能严重受损,氢氯噻嗪类利尿药的作用部位主要是远曲小管管腔的上皮细胞,当肾功能不全时肾小球滤过率显著降低,导致到达作用部位的药物量也大大减少而无法发挥相应的作用。本处方属遴选药品不适宜,用法、用量不适宜。

【干预建议】建议降压方案更改为推荐 ACEI/ARB+ 二氢吡啶类 CCB。

案例 30

【处方描述】

性别:女　年龄:60 岁
临床诊断:乳腺癌;高血压;糖尿病。
处方内容:

硝苯地平缓释片	30mg	q.d.	p.o.
呋塞米片	10mg	b.i.d.	p.o.

【处方问题】遴选药品不适宜。

【机制分析】硝苯地平属于二氢吡啶类 CCB,因其半衰期较短,在扩张血管的同时,由于血压下降速度快,会出现反射性交感激活、心率加快及心肌收缩力增强,使血流动力学波动并抵抗其降压作用,故通常制备成缓控释制剂,以达到降压平稳持久有效,同时患者耐受性好、依从性高。CCB 的降压作用强,耐受性较好,无绝对禁忌证,对糖脂代谢无影响,是高血压合并糖尿病的患者在 ACEI/ARB 治疗的基础上首选的联合用药。

呋塞米为袢利尿药,适用于严重心力衰竭或慢性肾功能不全时不适合应用噻嗪类利尿药的患者,一般不用于降压治疗,易导致水、电解质紊乱。患者未诊断为心力衰竭、肾功能不全、水肿等,选用呋塞米不适宜。本处方属于遴选药品不适宜。

【干预建议】高血压合并糖尿病的患者首选 ACEI/ARB,单药控制不佳时,优先推荐以 ACEI/ARB 为基础的联合用药。足剂量的 ACEI/ARB 有助于提高该类患者的降压效果,保护靶器官。建议将呋塞米改为 ACEI/ARB。

案例 31
【处方描述】

性别:男　年龄:65 岁　症状:反复水肿
临床诊断:高血压 3 级(极高危);2 型糖尿病;糖尿病肾病(尿毒症期)。
处方内容:

福辛普利片	10mg	q.d.	p.o.
氢氯噻嗪片	25mg	q.d.	p.o.
螺内酯片	20mg	q.d.	p.o.

【处方问题】遴选药品不适宜。

【机制分析】高血压合并 CKD 患者抗高血压药的选择主要包括 ACEI、ARB、CCB、噻嗪类利尿药、袢利尿药、α 受体拮抗剂、β 受体拮抗剂等,其中 ACEI 或 ARB 为首选药物。在 CKD 1~3 期的高血压患者使用单药不能达标时,常采用以 RAAS 抑制剂为基础的联合治疗方案;CKD 3~4 期患者需谨慎使用 ACEI 和 ARB,建议初始剂量减半,严密监测血钾、血肌酐水平及 GFR 的变化,及时调整药物剂量和类型。对 CKD 4~5 期的高血压患者常在无肾脏透析保障的条件下应用以 CCB 为基础的治疗并联合 α、β 受体拮抗剂。

该患者为糖尿病伴肾病(尿毒症期),GFR<10ml/min,按照美国肾脏病基金会 DOQI 专家组对慢性肾脏病(CKD)的分期方法,该患者属于 CKD 5 期,选用氢氯噻嗪不合理。患者的肾功能严重受损,氢氯噻嗪类利尿药的作用部位主要是远曲小管管腔的上皮细胞,当肾功能不全时肾小球滤过率显著降低,导致到达作用部位的药物量也大大减少而无法发挥相应的作用。鉴于患者有水肿的表现,需要使用利尿药,可选用对代谢影响小的袢利尿药。

CKD 4~5 期慎用醛固酮受体拮抗剂,因其除可以利尿和降压外,还可以抗盐和抗钠,而 CKD 患者对水、钠、钾的调节功能下降,如果应用醛固酮受体拮抗剂,可能会引发高血钾。因此,该患者选用螺内酯不适宜。

综上所述,本处方选用螺内酯和氢氯噻嗪,属于遴选药品不适宜。

【干预建议】建议选用 CCB 联合袢利尿药(呋塞米)或者 CCB 联合 α、β 受体拮抗剂,必要时联用其他抗高血压药,如中枢性抗高血压药。

2. 高血压合并冠心病

(1)降压治疗的启动:对 2 或 3 级高血压合并任何水平的心血管风险和有心血管风险的 1 级高血压应立刻启动降压治疗,低至中等心血管风险的 1 级高血压也应启动降压治疗。

(2)药物推荐

1)推荐使用 β 受体拮抗剂和 ACEI/ARB 作为首选,降压的同时可减少心肌氧耗量,改善心肌重构。鉴于 CCB 具有抗心绞痛和抗动脉粥样硬化作用,心绞痛患者推荐使用 β 受体拮抗剂 +CCB,不推荐使用 ACEI+ARB。

2)在稳定型心绞痛患者中,推荐 β 受体拮抗剂作为缓解心绞痛发作的一线用药并在左心收缩功能正常的冠心病患者中长期应用以改善预后,优先推荐没有内在拟交感活性的美托洛尔和比索洛尔。

3)对 ACS 合并高血压且难控制的患者可选择降压作用更为明显的 α、β 受体拮抗剂卡维地洛。

4)在高血压合并稳定型心绞痛的患者中,推荐无 ACEI 禁忌证的患者均应一线应用 ACEI。推荐不能耐受 ACEI 的患者优选 ARB 进行降压和改善预后治疗。

5)在稳定型心绞痛或 ACS 患者中,目前研究证实 CCB 对心血管预后无明显改善,推荐可作为 β 受体拮抗剂不能缓解的心绞痛治疗的一种选择,优先推荐使用非二氢吡啶类 CCB。

6)在高血压合并 ACS 的患者中,利尿药优先用于合并充盈压升高、肺静脉阻塞或心力衰竭的患者;对合并心力衰竭的 ACS 患者,推荐袢利尿药呋塞米优于噻嗪类利尿药。

(3)药物使用注意事项

1)二氢吡啶类 CCB 应选用长效制剂,因为短效 CCB 虽然也能降低血压,但常会加快心率、增加心脏氧耗量。

2)非二氢吡啶类 CCB 在冠状动脉痉挛患者中可作为首选用药,但由于其抑制心脏的收缩和传导功能,二 ~ 三度房室传导阻滞和心力衰竭患者禁用,且在使用前应详细询问患者病史,进行心电图检查,并在用药 2~6 周内复查。

3)β 受体拮抗剂长期应用者突然停药可发生反跳现象。

案例 32

【处方描述】

性别：女 年龄：70 岁 血压：169/84mmHg

临床诊断：冠心病；急性前壁非 ST 段抬高心肌梗死；心功能 I 级；高血压(3 级,很高危)。

处方内容：

阿司匹林肠溶片	首剂量 300mg	q.d.	p.o
氯吡格雷片	75mg	q.d.	p.o
卡维地洛片	3.125mg	q.d.	p.o
阿托伐他汀片	20mg	q.d.	p.o
坎地沙坦片	4mg	q.d.	p.o

【处方问题】遴选药品不适宜。

【机制分析】选用 ARB 不合理。ACEI 是高血压合并冠心病和慢性心力衰竭患者的基础用药。《血管紧张素转换酶抑制剂在心血管病中应用中国专家共识》指出,对 ACS 中的 ST 段抬高急性心肌梗死、非 ST 段抬高急性心肌梗死及不稳定型心绞痛应用 ACEI 的临床效果良好,临床上治疗这几类疾病推荐首选 ACEI；对冠心病的二级预防及心血管系统疾病高危患者也推荐使用 ACEI。ARB 被推荐用于不能耐受 ACEI 的患者,ARB 改善冠心病患者的预后较 ACEI 并无明显优势。对 ACS 合并高血压且难控制的患者可选择降压作用更为明显的 α、β 受体拮抗剂卡维地洛。本处方属遴选药品不适宜。

【干预建议】该患者无 ACEI 禁忌证,应首选 ACEI,更符合循证证据。

案例 33

【处方描述】

性别：男 年龄：48 岁

临床诊断：高血压；冠心病；关节痛。

处方内容：

依那普利片	20mg	q.d.	p.o.
阿司匹林肠溶片	100mg	q.d.	p.o.
布洛芬缓释胶囊	300mg	b.i.d.	p.o.

【处方问题】联合用药不适宜。

【机制分析】布洛芬为非甾体解热镇痛药,抑制前列腺素合成,达到镇痛作用。对于血压正常和高血压患者,所有 NSAID 在其剂量足以减轻炎症和疼痛时,均能升高血压。而且 NSAID 和抗高血压药物联用还会减弱除钙通道阻滞剂外所有降压药的效果。NSAID 通过抑制环氧酶活性,可减少前列腺素的合成,前列腺素的减少可导致肾小球入、出球小动脉收缩引起肾缺血。使用ACEI 后,出球小动脉的收缩效应被抑制,使肾小球滤过率进一步下降,增加急性肾功能损伤的风险。

此外,权威研究指出,布洛芬和阿司匹林联用会减弱阿司匹林的抗血小板作用,使阿司匹林的心血管保护作用受限。

综上,本处方属联合用药不适宜。

【干预建议】对乙酰氨基酚对血压及阿司匹林抗血小板无影响,建议将布洛芬改为对乙酰氨基酚。

3. 高血压合并慢性肾脏病

(1)降压原则:高血压合并 CKD 的患者降压治疗的靶目标可以按照是否合并糖尿病、年龄、是否透析以及蛋白尿水平进行分层。

(2)药物推荐:肾性高血压往往需要联合使用 2 种或 2 种以上的抗高血压药。

1)RAAS 抑制剂优先推荐,在 CKD 1~3 期的高血压患者使用单药不能达标时,常采用以 RAAS 抑制剂为基础的联合治疗方案;CKD 3~4 期患者需谨慎使用 ACEI 和 ARB,建议初始剂量减半,严密监测血钾、血肌酐水平及 GFR 的变化,及时调整药物剂量和类型。

2)高血压合并 CKD 联合用药可优先选择 CCB+ACEI/ARB。

3)对 CKD 4~5 期的高血压患者常在无肾脏透析保障的条件下应用以 CCB 为基础的治疗并联合 α、β 受体拮抗剂,慎用醛固酮受体拮抗剂。

4)α、β 受体拮抗剂可以用于任何分期的 CKD 合并高血压患者,且不易被透析清除。

5)噻嗪类利尿药的降压作用效果好、安全、价廉,与 ACEI/ARB 联合为固定复方制剂,不仅具有利尿作用,更可从高血压时过度兴奋的 RAAS 方面发挥作用,达到利尿和拮抗 AT_1 受体的双重作用。

案例 34

【处方描述】

性别:男　年龄:48 岁

临床诊断:肾性高血压;慢性肾功能不全(CKD 4 期);蛋白尿。

处方内容：

琥珀酸美托洛尔缓释片	23.75mg	q.d.	p.o.
氯沙坦钾片	100mg	q.d.	p.o.
呋塞米片	20mg	b.i.d.	p.o.

【处方问题】遴选药品不适宜。

【机制分析】在无禁忌证的情况下，有蛋白尿的高血压合并肾功能不全的患者应首选 ACEI 或 ARB 作为抗高血压药。ACEI 和 ARB 在减少蛋白尿和延缓肾脏病进展方面的作用相当，最佳降蛋白剂量为双倍剂量，ACEI＋ARB 并不优于单药剂量。氯沙坦钾为 ARB，口服氯沙坦钾时约 4% 的剂量以原型经尿液排泄，6% 的剂量以活性代谢产物的形式经尿液排泄，对老年患者或肾损害患者包括透析的患者不必调整起始剂量。氯沙坦钾延缓肾脏病进展、减少蛋白尿、对肾功能的影响小，选药合理。美托洛尔为选择性 β_1 受体拮抗剂，可使心肌收缩力减弱，心率减慢，外周血管收缩，增加心脏后负荷，减少肾血流灌注，对肾性高血压的控制不利。本处方属于遴选药品不适宜。

【干预建议】建议停用美托洛尔，改为 CCB 或者 α、β 受体拮抗剂卡维地洛等。

4.高血压合并心力衰竭

（1）抗高血压药选择：优先选择 ACEI/ARB、β 受体拮抗剂及醛固酮受体拮抗剂，推荐采取联合治疗，ACEI/ARB 与 β 受体拮抗剂联用，或 ACEI/ARB 与 β 受体拮抗剂及醛固酮受体拮抗剂联用（黄金三角），可抑制醛固酮和血管紧张素对心肌重构的不良影响，降低心力衰竭患者心脏性猝死的发生率，能够进一步降低心力衰竭患者的死亡率和住院率，已成为射血分数降低的心力衰竭患者的基本治疗方案；如经上述联合治疗血压仍不能控制，需应用 CCB 时，可选用氨氯地平或非洛地平。

（2）用药注意

1）小剂量起始逐步递增。

2）监测血钾水平变化：患者进食不佳以及使用大剂量的袢利尿药时，应注意避免发生低钾血症；联合使用 RAAS 抑制剂和醛固酮受体拮抗剂时应注意防治高钾血症，尤其对肾功能受损患者。

案例 35
【处方描述】

性别:男 年龄:56 岁
临床诊断:原发性高血压 3 级(极高危);心力衰竭;心功能Ⅳ级。
处方内容:

阿托伐他汀钙片	10mg	q.d.	p.o.
硝苯地平控释片	30mg	q.d.	p.o.
福辛普利钠片	10mg	q.d.	p.o.
美托洛尔片	25mg	q.d.	p.o.

【处方问题】 遴选药品不适宜。

【机制分析】 选用 CCB 中的硝苯地平不合理。CCB 如硝苯地平、维拉帕米与地尔硫䓬均有明显的负性肌力作用,应避免用于左心室收缩功能不全的高血压患者。CCB 对心力衰竭患者的心功能及临床转归无明显的有益作用,但当使用利尿药联合 ACEI/ARB 和 β 受体拮抗剂和/或醛固酮受体拮抗剂后,高血压合并心力衰竭患者的血压依然 >130/80mmHg,则可考虑加用长效二氢吡啶类 CCB(氨氯地平或非洛地平)。患者的心脏彩超显示高血压心脏病的表现,LVEF 为 32%,心力衰竭发作入院,给予抗心力衰竭治疗,在心力衰竭治疗中,利尿药比其他药物可以更快改善症状,可在数小时或数天内降低肺和周围水肿,但利尿药不可以单独用于 C 期心力衰竭,在利尿的基础上可加用醛固酮拮抗剂螺内酯进行抗心力衰竭治疗。

【干预建议】 停用硝苯地平控释片给予呋塞米治疗,可先静脉和口服同时使用,待症状改善给予口服治疗;加用螺内酯,注意监测患者的血钾水平。

第三节　特殊人群高血压的药物治疗及处方审核案例详解

一、老年高血压

(一)临床特点

老年高血压多见单纯收缩压高、脉压增大,肾素活性低,对盐摄入量敏感;血压波动大,表现为昼夜节律异常、直立性或餐后低血压、晨峰血压增高等,有较多的危险因素和并发症。

(二)降压目标

应降至 <150/90mmHg,如能耐受可进一步降至 <140/90mmHg。≥80 岁

的高龄患者一般血压不宜 <130/60mmHg。老年高血压合并糖尿病、冠心病、心力衰竭及肾功能不全患者的降压目标值 <140/90mmHg。

（三）用药原则

老年高血压的抗高血压药选择应遵循平稳、有效、安全、不良反应少、服用简单方便、依从性好的原则。

（四）药物推荐

1. CCB、ARB、ACEI 及小剂量利尿药均为老年高血压患者一线降压用药的推荐。

2. 老年高血压患者,特别是单纯收缩期高血压患者首选 CCB 和利尿药。

3. 所有种类的抗高血压药均可用于老年糖尿病患者,优选 RAAS 抑制剂,尤其是合并蛋白尿或微量白蛋白尿时。

4. 老年高血压合并左室肥厚者初始治疗应选择至少 1 种可以逆转左室肥厚的药物,如 ACEI、ARB、CCB。

5. 老年高血压合并颈动脉粥样硬化的患者选择 CCB 和 ACEI。

（五）老年高血压合并心血管系统疾病的降压策略

老年高血压合并心血管系统疾病的降压策略详见表 2-14。

表 2-14　老年高血压合并心血管系统疾病的降压策略

合并症状	推荐药物
卒中	慢性期选用 ACEI/ARB、利尿药、长效 CCB
冠心病	β 受体拮抗剂和 ACEI 或 ARB 治疗后血压难以控制,或并发血管痉挛性心绞痛时联合 CCB
慢性心力衰竭	若无禁忌证,选择利尿药、β 受体拮抗剂、ACEI、ARB 及醛固酮受体拮抗剂;血压不达标时联合氨氯地平或非洛地平
心房颤动	推荐首选 ACEI/ARB,对持续性快速心房颤动患者可选用 β 受体拮抗剂或非二氢吡啶类 CCB 控制心室率
肾功能不全	无禁忌证首选 ACEI 或 ARB;降压未达标时可联合二氢吡啶类 CCB;有体液潴留可联用袢利尿药
糖尿病	首选 ARB 或 ACEI,可联合长效二氢吡啶类 CCB 或噻嗪类利尿药

（六）用药注意事项

1. 应强调个体化,结合患者的年龄、体质、靶器官功能状态、合并症等选择合理的药物和剂量。

2. 在患者能耐受降压治疗的前提下,逐步、平稳降压,起始抗高血压药的剂量宜小,递增时间需更长,应避免过快降压。

3. 应重视防治直立性低血压,禁用易导致直立性低血压的药物(哌唑嗪);同时也应注意控制老年高血压患者的血压晨峰现象。

4. 老年高血压患者禁用影响认知功能的药物,如可乐定等。

(七) 处方审核案例详解

案例 36

【处方描述】

性别:男　年龄:75 岁

临床诊断:高血压;脑梗死后遗症。

处方内容:

美托洛尔片	25mg	q.d.	p.o.
瑞舒伐他汀胶囊	10mg	q.d.	p.o.

【处方问题】遴选药品不适宜。

【机制分析】根据《高血压合理用药指南(第 2 版)》,老年高血压合并卒中,卒中后高血压患者的血压目标值一般为 <140/90mmHg,如患者不能耐受,则应降至可耐受的最低水平。血管紧张素转换酶抑制药(ACEI)、血管紧张素 Ⅱ 受体阻滞药(ARB)、利尿药、钙通道阻滞剂(CCB)及 β 受体拮抗剂均可作为卒中一级和二级预防的降压治疗药物,单药治疗或联合用药。降压治疗在卒中的一级预防为 Ⅰ A 级推荐,5 种抗高血压药均可应用。卒中的二级预防优先推荐利尿药、ACEI,尤其是两者联用,β 受体拮抗剂的证据强度较弱。β 受体拮抗剂降低卒中风险的作用不及其他几类抗高血压药,部分指南对卒中合并高血压的患者不推荐 β 受体拮抗剂作为卒中一级和二级预防的初始选择。美托洛尔为 $β_1$ 受体拮抗剂,具有逆转心肌重塑、保护心脏功能、改善心肌供血等作用,主要适用于合并心绞痛、心力衰竭及有心肌梗死既往史的老年高血压患者。该患者诊断为高血压、脑梗死后遗症,选择 β 受体拮抗剂用于控制血压,属遴选药品不适宜。

【干预建议】建议选用 ACEI 或者利尿药,若控制不佳,可两者联用。

案例 37

【处方描述】

性别:男　年龄:72 岁

临床诊断:脑梗死后遗症;高血压;高尿酸血症。

处方内容:

螺内酯片	20mg	q.d.	鼻饲
氢氯噻嗪片	25mg	q.d.	鼻饲
富马酸比索洛尔片	1.25mg	q.d.	鼻饲
地高辛片	0.125mg	q.d.	鼻饲

【处方问题】遴选药品不适宜。

【机制分析】根据《高血压合理用药指南(第2版)》,对无痛风病史的单纯性高尿酸血症患者,虽然不是利尿药治疗的绝对禁忌证,但不建议将利尿药作为首选治疗药物,可作为其他种类的药物治疗后血压不能达标时的二线或三线治疗药物。β受体拮抗剂降低卒中风险的作用不及其他几类抗高血压药,部分指南对卒中合并高血压的患者不推荐β受体拮抗剂作为卒中一级和二级预防的初始选择。本处方选择氢氯噻嗪和比索洛尔,属遴选药品不适宜。

【干预建议】建议选用ACEI,血压不达标时可联用CCB。

案例38
【处方描述】

性别:女　年龄:76岁

临床诊断:高血压;脑梗死。

处方内容:

阿司匹林肠溶片	0.1g	q.d.	p.o.
氨氯地平贝那普利片	1片	q.d.	p.o.
复方硫酸双肼屈嗪片	1片	t.i.d.	p.o.
阿托伐他汀钙胶囊	10mg	q.d.	p.o.

【处方问题】遴选药品不适宜。

【机制分析】复方硫酸双肼屈嗪片(硫酸双肼屈嗪、氢氯噻嗪、盐酸可乐定)对脑卒中患者禁用。本处方属遴选药品不适宜。

【干预建议】建议停用复方硫酸双肼屈嗪片,换用氢氯噻嗪。

二、儿童/青少年高血压

(一)临床特点

儿童/青少年高血压是指18岁以前发生的高血压。青春期前的儿童高血压以继发性为主,其中肾性高血压是继发性高血压的首位病因,随着年龄增长,原发性高血压所占的比例逐渐升高,并呈现典型的"高血压轨迹现象"。原发性高血压患儿的血压升高主要与遗传、胎儿生长发育、母亲妊娠高血压、肥胖、摄盐过多有关;继发性高血压的病因主要包括单基因遗传病,先天性血管和肾脏发育异常,肾性、血管性、肾上腺性及中枢神经系统疾病等。

儿童/青少年的血压水平分类和定义见表 2-15。

表 2-15　儿童/青少年的血压水平分类和定义

分类	定义
正常血压	SBP 和/或 DBP<P90
高血压前期	SBP 和/或 DBP ≥ P90 但 <P95;或高血压 >120/80mmHg
高血压 1 级	SBP 和/或 DBP ≥ P99+5mmHg
高血压 2 级	SBP 和/或 DBP P95~P99+5mmHg
白大衣高血压	在诊室测量 SBP 和/或 DBP ≥ P95,但在临床环境外血压正常
急性高血压和高血压危象	急性血压升高超过同龄儿童血压的 P99,若同时伴有心、脑、肾眼底等靶器官损害称为高血压危象

注:SBP. 收缩压;DBP. 舒张压;P90(P95,P99).同性别、年龄及身高的儿童/青少年血压的第 90(95,99)百分数。

（二）降压目标

无论是原发性还是继发性高血压,抗高血压药治疗的目标是将血压控制在 P95 以下;对合并肾脏病、糖尿病或出现高血压靶器官损害时,应将血压降至 P90 以下,以减少对靶器官的损害,降低远期心血管系统疾病的发病率。

（三）治疗时机

1. 绝大多数高血压儿童通过非药物治疗可达标。

2. 高血压前期患儿应注重生活方式调整,合并糖尿病或靶器官损害者行药物治疗。

3. 高血压出现临床症状或合并靶器官损害、糖尿病、继发性高血压,调整生活方式治疗 6 个月无效者可以启动药物治疗。

（四）用药原则和方法

儿童高血压的药物治疗原则一般采用升阶梯疗法,从单药的最小剂量开始,逐渐增大剂量直至达到满意的血压控制水平。如已达到最大剂量,但疗效仍不满意或出现不能耐受的不良反应,则应考虑联合用药或换另一类药物。首选药物是 ACEI/ARB 和 CCB。

（五）用药注意事项

儿童高血压的治疗特别强调个体化,在选择抗高血压药时需结合患儿的病情、病理生理改变、有无并发症、抗高血压药的药理作用、冠心病的危险因素、费用等综合考虑。为既能达到疗效又尽量减少药物不良反应,最好使用药效持续时间长(可持续 24 小时作用)的药物。经治疗血压控制满意后可逐步减少抗高血压药的剂量直至停药,不可骤停,并注意治疗过程中定期监测血压及评价治疗效果。

三、妊娠高血压

（一）临床特点

血压 ≥ 140/90mmHg,以妊娠期 20 周后高血压、蛋白尿、水肿为特征,并伴有全身多脏器损害。

（二）降压目标

1. 轻度高血压(血压 <150/100mmHg)可以仅进行生活方式干预。

2. 指南推荐,当血压 ≥ 150/100mmHg,特别是合并蛋白尿时,应考虑启动药物治疗。

3. 也有专家共识指出,若无蛋白尿及其他靶器官损害等危险因素,血压 ≥ 160/110mmHg 可启动药物治疗。血压控制目标值 <150/100mmHg。

（三）用药原则

在有效控制血压的同时应充分考虑药物对母婴的安全性。

（四）妊娠不同时期抗高血压药的选择和评估

对有妊娠计划的慢性高血压患者,如患者的血压 ≥ 150/100mmHg 或合并靶器官损害,建议尽早在高血压专科进行血压水平、靶器官损害状况以及高血压的病因评估,并需进行抗高血压药治疗。一般在妊娠计划 6 个月前停用 ACEI 或 ARB,换用拉贝洛尔和硝苯地平。

妊娠早期原则上采用尽可能少的药物种类和剂量,同时应充分告知患者妊娠早期用药对胎儿重要脏器发育影响的不确定性。妊娠 20 周后胎儿器官已形成,抗高血压药对胎儿的影响可能减弱;同时注意在妊娠不同时期及时更换和调整抗高血压药的种类。

（五）首选药物

首选甲基多巴,也可选用拉贝洛尔、美托洛尔、氢氯噻嗪、硝苯地平、肼屈嗪。

（六）用药注意事项

1. 对妊娠相关高血压的药物治疗,目前没有任何一种抗高血压药是绝对安全的。因此,为妊娠高血压患者选择药物时应权衡利弊,并在给药前对患者进行充分的说明。ACEI、ARB、肾素抑制剂具有致畸的不良反应,禁用于妊娠高血压患者。

2. 妊娠合并重度高血压的患者可选用静脉注射或肌内注射拉贝洛尔、乌拉地尔、尼卡地平。如单药疗效不佳,可合用甲基多巴＋肼屈嗪、拉贝洛尔＋肼屈嗪或硝苯地平。妊娠合并高血压的患者可应用的口服抗高血压药详见表 2-16。

表 2-16 妊娠合并高血压的患者可应用的口服抗高血压药

药物	剂量	对孕妇的不良影响
甲基多巴	500~3 000mg/d,b.i.d~q.i.d.。起始剂量为250mg,b.i.d.~t.i.d.	外周性水肿、焦虑、噩梦、嗜睡、口干、低血压、孕妇肝损害,对胎儿无严重不良影响
拉贝洛尔	200~2 400mg/d,b.i.d.~t.i.d.。起始剂量为100~200mg,b.i.d.	持续的胎儿心动过缓、低血压、新生儿低血糖
硝苯地平	30~120mg/d(缓释剂型),q.d.。起始剂量为30~60mg,q.d.。硝苯地平普通片一般用于控制住院患者严重、急性血压升高	低血压、抑制分娩(尤其与硫酸镁联用时)
氢氯噻嗪	12.5~25mg/d。作为二线或者三线治疗药物	胎儿畸形、电解质紊乱、血容量不足

(七)处方审核案例详解

案例 39

【处方描述】

性别:女 年龄:29 岁   血压:170/115mmHg
临床诊断:孕 1 产 0 宫内妊娠 31 周单活胎 LOA;妊娠高血压。
处方内容:
卡托普利片   12.5mg   q.d.   p.o.

【处方问题】遴选药品不适宜。

【机制分析】选用卡托普利不合理。卡托普利为 ACEI,使血管紧张素 I 不能转化为血管紧张素 II,从而降低外周阻力。妊娠中、晚期使用卡托普利可导致胎儿死亡或者新生儿肾脏系统损害,无尿相关的羊水过少可导致胎儿肺发育不良、发生肢体挛缩、骨骼畸形甚至新生儿死亡等。本处方属遴选药品不适宜。

【干预建议】改用拉贝洛尔100mg,每日 3 次,用药期间监测孕妇的心率和血压、胎儿的心率和生长情况。

案例 40

【处方描述】

性别:女   年龄:29 岁   血压:200/115mmHg

临床诊断:妊娠伴慢性高血压。

处方内容:

硝苯地平片	10mg	t.i.d.	p.o.
拉贝洛尔片	100mg	t.i.d.	p.o.

服药后的情况:

口服拉贝洛尔片和硝苯地平片,血压为 190/110mmHg,仍有头痛、头晕。

【处方问题】剂型与给药途径不适宜。

【机制分析】妊娠高血压诊断明确,对血压为 200/115mmHg 者,仅采用口服抗高血压药不合理。对妊娠期患者,当血压 ≥ 180/110mmHg 时,需要静脉降压治疗,以尽快改善临床症状,但是降压速度也不宜过快,以免脑血管灌注不足。本处方属剂型与给药途径不适宜。

【干预建议】选用拉贝洛尔注射剂 100mg 加入 5% 葡萄糖注射液 250ml 或 0.9% 氯化钠注射液稀释至 250ml,根据血压情况调整滴速,一般为 1~4mg/min,以 8 小时内降低 30/15mmHg 为宜。注意长期服用 β 受体拮抗剂的患者若停用,需逐渐减量。

案例 41

【处方描述】

性别:女   年龄:36 岁

临床诊断:高血压;2 型糖尿病合并妊娠。

处方内容:

氢氯噻嗪片	25mg	b.i.d.	p.o.
瑞格列奈片	2mg	t.i.d.	p.o.

【处方问题】遴选药品不适宜。

【机制分析】根据《高血压合理用药指南(第 2 版)》,妊娠期高血压疾病包括妊娠高血压及慢性高血压合并妊娠,当收缩压 ≥ 140mmHg 和 / 或舒张压 ≥ 90mmHg 时可考虑抗高血压药治疗,当收缩压 ≥ 160mmHg 和 / 或舒张压

≥110mmHg 时必须使用抗高血压药治疗。常用的口服抗高血压药包括拉贝洛尔（每次 50~150mg，3~4 次 /d）、二氢吡啶类钙通道阻滞剂（CCB）、α 受体拮抗剂酚妥拉明。

　　小剂量的噻嗪类利尿药对代谢的影响较小，不增加新发糖尿病的风险。但妊娠期间不推荐使用利尿药，因为其减少孕妇的血容量，可导致子宫胎盘灌注不足，可考虑选用 CCB 治疗。该患者不宜选用氢氯噻嗪。此外，对高血压合并糖尿病的患者，氢氯噻嗪可影响糖代谢，应注意避免长期、大量使用该类药物，使用剂量不超过 25mg/d。

　　目前口服降血糖药用于妊娠糖尿病仍缺乏长期安全的数据，不推荐妊娠期使用口服降血糖药。妊娠期降糖治疗可选择胰岛素，其类型包括所有人胰岛素（短效、NPH 及预混人胰岛素）；胰岛素类似物（门冬胰岛素和赖脯胰岛素）。由于妊娠期胎盘胰岛素抵抗导致的餐后血糖升高更显著的特点，预混胰岛素的应用存在局限性，不作为常规推荐。因此，该患者选用瑞格列奈不适宜。

　　综上所述，本处方属遴选药品不适宜。

　　【干预建议】①换用妊娠期推荐使用的抗高血压药如硝苯地平或者拉贝洛尔控制高血压；②换用胰岛素控制血糖。

四、哺乳期高血压

　　哺乳期母亲如舒张压 <100mmHg，可不服用抗高血压药，如血压明显升高需服用抗高血压药时应停止哺乳。近年来有关乳汁中药物分泌的研究数据不断增多，认为有些抗高血压药在乳汁中的分泌少（<10%），可以在哺乳期用药。通常认为 ACEI 在乳汁中的分泌较少，可以用于哺乳期高血压女性。根据 2019 年日本高血压相关指南和美国国立卫生研究院的数据报告，可以用于哺乳期的抗高血压药见表 2-17。

表 2-17　哺乳期高血压患者可应用的抗高血压药

药物种类	药物通用名	妊娠药物情报	LactMed	RID/%
CCB	硝苯地平	可以	可以	1.9
	氨氯地平	可以	可以	1.4
	尼卡地平	可以	可以	0.07
	地尔硫䓬	可以	可以	0.87
α、β 受体拮抗剂	拉贝洛尔	可以	可以，早产儿建议用其他药物	0.2~0.6
β 受体拮抗剂	普萘洛尔		可以	0.28

续表

药物种类	药物通用名	妊娠药物情报	LactMed	RID/%
中枢性抗高血压药	甲基多巴	可以	可以	0.11
血管扩张药	肼屈嗪	可以	可以	1.2
ACEI	卡托普利	可以	可以	0.02
	依那普利	可以	可以	0.17

注:RID 为乳汁中的分泌比。

第四节 其他常见处方审核案例详解

案例 42

【处方描述】

性别:女 年龄:70 岁
临床诊断:高血压;心房颤动。
处方内容:
胺碘酮片 0.2g q.d. p.o.
索他洛尔片 80mg b.i.d. p.o.

【处方问题】联合用药不适宜。

【机制分析】胺碘酮与索他洛尔联合应用发生相互作用,两药合用可能产生非常严重的相互作用,容易导致尖端扭转型室性心动过速,故禁止联合使用胺碘酮与索他洛尔。本处方属联合用药不适宜。

【干预建议】建议将索他洛尔换用其他种类的抗高血压药。

案例 43

【处方描述】

性别:女 年龄:53 岁
临床诊断:高血压;急性上呼吸道感染。
处方内容:
复方盐酸伪麻黄碱缓释胶囊 90mg/4mg b.i.d. p.o.
福辛普利片 10mg q.d. p.o.

【处方问题】遴选药品不适宜。

【机制分析】复方盐酸伪麻黄碱缓释胶囊的主要成分为伪麻黄碱和马来酸氯苯那敏,用于减轻急性上呼吸道感染引起的上呼吸道症状。其中伪麻黄碱主要通过促进去甲肾上腺素的释放,间接发挥拟交感神经作用,具有选择性收缩上呼吸道毛细血管,消除鼻咽部黏膜充血、肿胀,减轻鼻塞症状的作用,同时有兴奋中枢神经、加快心率、升高血压的作用。未控制的严重高血压或心脏病及同时服用单胺氧化酶抑制剂的患者禁用含有伪麻黄碱成分的感冒药。

对血压轻度升高或控制良好且心脏功能正常的患者,在感冒时出现鼻塞的症状后,可以短期服用含少量盐酸伪麻黄碱的感冒药,因为其选择性收缩上呼吸道毛细血管,对血压稳定的原发性高血压的影响相对较小,但使用含有伪麻黄碱成分的感冒药时应提醒患者在用药期间监测血压。

如果是中、重度血压升高或血压控制不理想的患者,在选感冒药时应尽量避免使用含有盐酸伪麻黄碱成分的感冒药。对此类患者,鼻塞症状严重时可用适量的盐酸伪麻黄碱滴鼻液滴鼻。因为在局部使用盐酸伪麻黄碱,对血压的影响比口服小很多。本处方属于遴选药品不适宜。

【干预建议】建议选用不含伪麻黄碱成分的感冒药。

案例44

【处方描述】

性别:男　年龄:60岁

临床诊断:高血压;高尿酸血症;糖耐量异常。

处方内容:

| 美托洛尔片 | 25mg | b.i.d. | p.o. |
| 氢氯噻嗪片 | 25mg | b.i.d. | p.o. |

【处方问题】遴选药品不适宜;联合用药不适宜。

【机制分析】利尿药氢氯噻嗪与 β 受体拮抗剂美托洛尔联合应用可能增加糖尿病易感人群的新发糖尿病风险,因此应尽量避免 β 受体拮抗剂与利尿药联合使用。

噻嗪类利尿药均可通过尿酸排泄蛋白 OAT1 和 OAT3 转运体从血管侧进入近端肾小管细胞,可被认为是尿酸的竞争性底物;也可能通过抑制尿酸排泄蛋白 NPT4、MRP4 增加尿酸浓度。氢氯噻嗪还可通过尿酸重吸收相关蛋白 OAT4 转运体增加尿酸吸收,从而导致血尿酸升高,诱发痛风。合并高尿酸血症的患者应慎用氢氯噻嗪。本处方属遴选药品不适宜、联合用药不适宜。

【干预建议】该处方的中老年患者诊断为高血压、高尿酸血症,建议首选血管紧张素转换酶抑制药(ACEI)、血管紧张素Ⅱ受体阻滞药(ARB)、长效钙通道阻滞剂(CCB)。

案例 45

【处方描述】

性别:男　年龄:42 岁

临床诊断:支气管炎;高血压;痛风。

处方内容:

非洛地平缓释片	5mg	q.d.	p.o.
培哚普利吲达帕胺片	5.25mg	q.d.	p.o.

【处方问题】遴选药品不适宜。

【机制分析】培哚普利可抑制肾素-血管紧张素-醛固酮轴而使吲达帕胺所致的失钾减少。吲达帕胺为噻嗪类利尿药,禁用于痛风患者。该处方的患者诊断为高血压、痛风,故不适宜选用培哚普利吲达帕胺。本处方属遴选药品不适宜。

【干预建议】将培哚普利吲达帕胺换为其他抗高血压药。

案例 46

【处方描述】

性别:女　年龄:38 岁

临床诊断:高血压;咳嗽;尿毒症。

处方内容:

氨氯地平片	5mg	q.d.	p.o.
咳喘宁口服液	10ml	b.i.d.	p.o.

【处方问题】遴选药品不适宜。

【机制分析】该处方的患者临床诊断为高血压,医嘱中使用的咳喘宁口服液对高血压患者慎用。依据国际公认的 K/DOQI 指南,临床按照肾小球滤过率的变化将慢性肾脏病分为 5 期,其中 2~5 期为慢性肾衰竭进展的不同阶段;5 期为终末期肾衰竭,又被称为尿毒症。对 CKD 4~5 期的高血压患者常在无肾脏透析保障的条件下应用以 CCB 为基础的治疗并联合 α、β 受体拮抗剂。

【干预建议】建议停用咳喘宁口服液,高血压合并肾功能不全患者的血压控制目标为 <140/90mmHg,患者的血压如不达标,可联合使用 α、β 受体拮抗剂。

案例 47
【处方描述】

性别:男　年龄:45 岁

临床诊断:高血压;糖尿病;便秘;浆细胞性骨髓瘤。

处方内容:

沙利度胺片	200mg	q.d.	p.o.
盐酸二甲双胍片	0.5g	t.i.d.	p.o.
酚酞片	0.2g	q.n.	p.o.

【处方问题】遴选药品不适宜。

【机制分析】酚酞可与肠内碱性肠液相结合,形成钠盐,造成和加重水钠潴留,导致血压升高,因此禁用于高血压患者。2021 年 1 月 8 日国家药品监督管理局发布公告,决定即日起停止酚酞和酚酞含片在我国的生产、销售和使用,注销药品注册证,已上市销售的由企业负责召回销毁。本处方属遴选药品不适宜。

【干预建议】建议更换其他治疗便秘的药,如润滑性药物开塞露,具有软化大便和润滑肠壁的作用,使粪便易于排出,适合于年老体弱及伴有高血压、心功能不全等排便费力的患者。

案例 48
【处方描述】

性别:男　年龄:67 岁

临床诊断:冠心病;高血压。

处方内容:

麝香保心丸	67.5mg	t.i.d.	p.o.
卡维地洛片	10mg	b.i.d.	p.o.
盐酸胺碘酮片	400mg	q.d.	p.o.

【处方问题】适应证不适宜。

【机制分析】卡维地洛是 α、β 受体拮抗剂,α 和 β 受体拮抗作用之比为 1:10,在心力衰竭的治疗中有较多的证据。对高血压合并冠心病患者的降压治疗推荐使用 β 受体拮抗剂和 ACEI/ARB 为首选,降压的同时可减少心肌氧耗量,改善心肌重构。对 ACS 合并高血压且难控制的患者可选择降压作用更为明显的 α、β 受体拮抗剂卡维地洛。卡维地洛可减慢房室传导,诱发心动过缓。胺碘酮可致中度、剂量依赖性心动过缓,也可有低血压、传导异常等不良反应。胺碘酮与卡维地洛联用影响心脏收缩性、自律性和传导障碍,需要实施心电图和临床监测。但是卡维地洛是冠心病和心力衰竭患者的二级预防措施,可改善冠心病和心力衰竭患者的预后。权衡利弊以后,胺碘酮与卡维地洛联用是可以的,但是需要监测是否存在心动过缓的症状和体征。

胺碘酮是抗心律失常药,患者的临床诊断中并无心律失常的诊断。因此,本处方属于适应证不适宜。

【干预建议】建议完善临床诊断,确定是否有心律失常。

案例 49

【处方描述】

性别:男 年龄:60 岁

临床诊断:高血压;胃溃疡。

处方内容:

苯磺酸氨氯地平片	5mg	q.d.	p.o.
复方利血平氨苯蝶啶片	1 片	q.d.	p.o.

【处方问题】遴选药品不适宜。

【机制分析】复方利血平氨苯蝶啶片含有利血平成分,利血平可以增加胃酸分泌和胃肠动力,禁用于有胃溃疡、十二指肠溃疡的患者。本处方属遴选药品不适宜。

【干预建议】将复方利血平氨苯蝶啶片改为其他抗高血压药如 ACEI 等。

第五节 小 结

高血压是最常见的心血管系统疾病之一,也是导致人类死亡的常见疾病,是导致脑卒中、冠心病、心力衰竭等的重要危险因素。因此,合理使用抗高血压药是控制血压、减少靶器官损害和预防心血管事件的重要手段。然而,抗高血压药种类较多,如应用不当不仅达不到治疗目的,更有可能引起多种副作用或不良反应。药师在抗高血压药处方审核时需把握以下几个关键点:

1. 审核选用药物是否合适。如尼莫地平的亲脂性高,易透过血脑屏障,主要用于各种原因的蛛网膜下隙出血后的脑血管痉挛和急性脑血管病恢复期的血液循环改善,少用于控制血压。高血压的控制讲究平稳降压,硝苯地平的半衰期短,如果使用普通片控制血压,容易导致血压波动,一般使用硝苯地平缓控释制剂控制血压。

2. 审核是否存在用药禁忌。如支气管哮喘禁止选择非选择性 β 受体拮抗剂,痛风患者禁止选择氢氯噻嗪,严重双侧肾动脉狭窄禁止选用 ACEI 或 ARB。

3. 关注特殊人群的用药安全。如妊娠中、晚期不宜选择 ACEI/ARB 以及氢氯噻嗪,也不宜选用硝苯地平控释片。高血压合并卒中或者糖尿病,初始方案不首选 β 受体拮抗剂。

4. 审核是否存在药理作用机制方面的不合理联用情况。一方面审核相同或者相似药理作用的药物是否存在重复使用的情况,如硝苯地平与氨氯地平联用、普萘洛尔与美托洛尔联用、未存在特殊的情况下 ACEI 联用 ARB;另一方面审核复方制剂中是否与处方中的药物存在重复用药的情况,如厄贝沙坦氢氯噻嗪与替米沙坦联用、缬沙坦氨氯地平片与硝苯地平控释片联用、珍菊降压片与吲达帕胺滴丸联用。最后,还需审核处方中的药物之间是否存在有临床意义的相互作用,如氨氯地平为 CYP3A4 底物,辛伐他汀主要经过 CYP3A4 代谢,氨氯地平与辛伐他汀合用可增加横纹肌溶解的发生风险,两者联用时,辛伐他汀的日剂量不能超过 20mg。

5. 注意药物的特殊不良反应。如干咳患者不宜选用 ACEI,血钾 >6.0mmol/L 不宜选用 ACEI 或者 ARB,对磺胺类药物过敏者不宜选择氢氯噻嗪。

6. 注意药物间相互作用。NSAID 与 ACEI 联用可降低 ACEI 的降压作用。此外,NSAID 通过抑制环氧酶活性,可减少前列腺素的合成,前列腺素的减少可导致肾小球入、出球小动脉收缩引起肾缺血。联合使用 ACEI,出球小动脉的收缩效应被抑制,使肾小球滤过率进一步下降,增加急性肾功能损伤的风险。

7. 审核药物的用法用量。如是否存在硝苯地平片或者卡托普利片舌下含服常规给药。硝苯地平控释片为不溶性骨架型控释片,当碾碎用于鼻饲会破坏骨架结构,无法起控释作用,且容易堵塞鼻饲管,因此硝苯地平控释片不能鼻饲。

(刘春霞　吴巧利)

参考文献

[1] 国家卫生计生委合理用药专家委员会, 中国医师协会高血压专业委员会. 高血压合理用药指南 (第 2 版)[J]. 中国医学前沿杂志 (电子版), 2017, 9 (7): 28-126.

[2] 国家基本公共卫生服务项目基层高血压管理办公室. 国家基层高血压防治管理指南 [J]. 中国循环杂志, 2017 (32): 1048.

[3] 姜一农, 宋玮. 高血压合理用药指南解读——常见特殊类型高血压的治疗原则及药物选择 [J]. 中国医学前沿杂志 (电子版), 2016, 8 (2): 10-13.

[4] 张梅, 李玉明. 高血压合理用药指南解读——高血压特殊并发症药物治疗原则 [J]. 中国医学前沿杂志(电子版), 2016, 8 (2): 6-9.

[5] 陈源源. 高血压合理用药指南解读——药物治疗篇 [J]. 中国医学前沿杂志 (电子版), 2016, 8 (2): 2-5.

[6] 中国心血管病预防指南 (2017) 写作组, 中华心血管病杂志编辑委员会. 中国心血管病预防指南 (2017)[J]. 中华心血管病杂志, 2018, 46 (1): 10-25.

［7］ 中华医学会妇产科学分会妊娠期高血压疾病学组 . 妊娠期高血压疾病诊治指南 (2015) [J]. 中华妇产科杂志 , 2015, 50 (10): 721-728.

［8］ 王文 , 张维忠 , 孙宁玲 , 等 . 中国血压测量指南 [J]. 中华高血压杂志 , 2011,19 (12): 1101-1115.

［9］ 吴兆苏 , 霍勇 , 王文 , 等 . 中国高血压患者教育指南 [J]. 慢性病学杂志 , 2014, 6 (1): 1-3.

［10］ WHELTON P K, CAREY R M, ARONOW W S, et al. 2017 ACC/AHA/AAPA/ABC/ ACPM/AGS/APhA/ASH/ASPC/NMA/PCNA guideline for the prevention, detection, evaluation, and management of high blood pressure in adults: a report of the American College of Cardiology/American Heart Association task force on clinical practice guidelines [J]. Journal of the American college of cardiology, 2018, 71(19): e127-e248.

［11］ LEUNG A A, DASKALOPOULOU S S, DASGUPTA K, et al. Hypertension Canada's 2017 guidelines for diagnosis, risk assessment, prevention, and treatment of hypertension in adults [J]. Canadian Journal of cardiology, 2017, 33(5): 557-576.

［12］ DE BOER I H, BANGALORE S, BENETOS A, et al. Diabetes and hypertension: a position statement by the American Diabetes Association [J]. Diabetes Care, 2017, 40 (9): 1273-1284.

［13］ BROWN M A, MAGEE L A, KENNY L C, et al. The hypertensive disorders of pregnancy: ISSHP classification, diagnosis & management recommendations for international practice [J]. Pregnancy hypertension, 2018, 13:291-310.

［14］ NERENBERG K A, ZARNKE K B, LEUNG A A, et al. Hypertension Canada's 2018 guidelines for diagnosis, risk assessment, prevention, and treatment of hypertension in adults and children [J]. Canadian Journal of cardiology, 2018, 34 (5): 506-525. DOI: 10. 1016/j. cjca. 2018. 02. 022.

［15］ LIP G Y H, COCA A, KAHAN T, et al. Hypertension and cardiac arrhythmias: executive summary of a consensus document from the European Heart Rhythm Association (EHRA) and ESC Council on Hypertension, endorsed by the Heart Rhythm Society (HRS), Asia Pacific Heart Rhythm Society (APHRS), and Sociedad Latinoamericana de Estimulación Cardíacay Electrofisiología (SOLEACE)[J]. European heart journal-cardiovascular pharmacotherapy, 2017, 3: 235-250.

［16］ 胡盛寿 , 高润霖 , 刘力生 , 等 .《中国心血管病报告 2018》概要 [J]. 中国循环杂志 , 2019, 34 (3): 209-220.

［17］ 中国心血管病风险评估和管理指南编写联合委员会 . 中国心血管病风险评估和管理指南 [J]. 中华预防医学杂志 , 2019, 53 (1): 13-35.

［18］ FRIED L F, EMANUELE N, ZHANG J H, et al. Combined angiotensin inhibition for the treatment of diabetic nephropathy [J]. The New England journal of medicine, 2013, 369: 1892-1903.

［19］ PARVING H-H, BRENNER B M, MCMURRAY J J V, et al. Cardiorenal end points in a trial of aliskiren for type 2 diabetes [J]. The New England journal of medicine, 2012, 367: 2204-2213.

［20］ YUSUF S, TEO K K, POGUE J, et al. Telmisartan, ramipril, or both in patients at high risk for vascular events [J]. The New England journal of medicine, 2008, 358: 1547-1559.

第三章

心律失常处方审核案例详解

第一节　心律失常概述

一、定义

心律失常是指任何非正常窦性心律或非正常房室传导的心脏节律。

（一）正常心脏电生理

全身血液循环依赖于连续的、协调良好的心脏电活动。正常心脏电活动是由右心房上部窦房结自动产生电冲动（脉冲），然后通过正常电冲动传导，依次传至整个心脏，引起心肌细胞序贯除极和复极，产生兴奋收缩偶联，维持心脏收缩功能，实现血液循环。因此，正常的心脏电生理依赖于正常的自律性和传导性。

1. 自律性　反映心肌细胞自动除极化的能力。心脏细胞分为自律细胞和工作细胞。工作细胞正常情况下不能够自动除极，需要接收到电冲动才能产生动作电位。自律细胞能自动除极，正常心脏的自律细胞主要位于窦房结、房室结和浦肯野纤维中。窦房结通常是主要的起搏器，因为它到达阈值比正常心脏的其他自律细胞快，每分钟有 60~100 次自动除极。房室结的除极化频率为 40~60 次 /min，浦肯野纤维的除极化频率为 40 次 /min。正常情况下，房室结和浦肯野纤维起搏被窦房结更频繁的电冲动所抑制。只有在正常的传导系统被破坏（例如心肌梗死）时，房室结或浦肯野纤维可暂时成为主导的起搏器。

2. 心脏传导系统　起源于窦房结的电冲动通过专门的结内通路向下传播，依次激活心房肌和房室结。房室结继续将电冲动传导给希氏束，希氏束向右、左束支传导，再通过浦肯野纤维继续向心室肌传导。同时，心脏相邻细胞也相互传导电冲动。

3. 正常的心电图　体表心电图（electrocardiograph，ECG）记录一系列对应于心脏解剖位置的电活动，这些电活动描述为 P 波、QRS 波和 T 波。P 波代表心房除极,QRS 波代表心室除极,T 波代表心室复极。为了评估完整的传导系统,需获得不同部位的传导间期。心电图或心内电极测量的正常间期如表 3-1 所示。

表 3-1   正常的心脏电生理学间期(ECG)

间期	正常指数 / 毫秒	电生理活动
P-R	120~200	心房除极
QRS	<140	心室除极
Q-Tc	<440	心室复极

注:Q-Tc 间期为校正心率的 Q-T 间期。计算 Q-Tc 间期的常见的公式为 Bazett 公式:Q-T 间期/(R-R 间期)。

正常的心电图包括:①窦性心律为 60~100 次 /min。②每个 QRS 波前都有 P 波,波的形态正常,P 波到 P 波、R 波到 R 波的间期是正常且规则的(节律规则)。P 波出现在 QRS 波之前,通常表示冲动起源于窦房结,随后传导到心室。异常出现的 P 波提示除窦房结外的心房部位起搏。不规则的节律可能是由来自窦房结以外的冲动引起的,在正常冲动还未开始之前发生一次冲动(期前收缩)。③ P-R 间期和 QRS 波在正常范围内,QRS 波的形态是正常的。来自心室以上的冲动通过束支正常传导到心室肌,产生正常的窄 QRS 波群。冲动源于心室,产生宽的、奇异的 QRS 波。

(二)心律失常的产生机制

当电冲动的产生和 / 或传导发生异常时,就产生了心律失常。

1. 异常电冲动形成

(1)心脏自律性增强:包括 2 种情况,即正常的心脏起搏组织自律性增强和心肌内的异常组织起搏产生异常自律性。

(2)触发活动:是指心房、心室、希氏束、浦肯野纤维在动作电位的复极过程中或复极完毕后,产生一个非来源于起搏点细胞的除极活动(后除极)。一旦后除极达到阈值,便可引起反复激动,持续的反复激动即构成快速性心律失常。

2. 电冲动传导异常

(1)折返:是指正常的心脏激动周期过后,传播的电冲动不消失,继续在不应期结束后重新兴奋心脏,这是大多数有临床意义的心律失常(例如心房颤动、心房扑动、阵发性室上性心动过速、旁路参与的房室折返、室性心动过速以及心室颤动等)的发生机制。折返时,电冲动沿环状通路(折返环)连续重复传播。

(2)传导阻滞:当正常的传导通路被阻断时,电冲动被迫通过非通路组织传播。通常,非通路组织传导电冲动比传导组织慢。

二、分类及病因

根据心律失常的起源,可以分成两大类:室上性心律失常和室性心律失常。所有起源于希氏束之上的心律失常称为室上性心律失常,包括窦性心动过速、窦性心动过缓、房性期前收缩、阵发性室上性心动过速、心房扑动、心房颤动和预激综合征、房室传导阻滞。室上性心律失常的 ECG 都有正常形态的窄的 QRS 波(即正常的心室除极),除非存在束支传导阻滞。起源于希氏束之下的心律失常为室性心律失常,包括室性期前收缩、室性心动过速和心室颤动、右或左束支不完全或完全传导阻滞。室性心律失常的 ECG 都有异常形态的宽大的 QRS 波。

常见的心律失常包括:①房性期前收缩;②室性期前收缩;③心动过缓(包括窦性心动过缓);④室性心动过速;⑤心房颤动和心房扑动;⑥室上性心动过速;⑦房室传导阻滞等。

不是所有心律失常都标志着病理学改变,有些只是生理的变化。如运动员的心脏每搏输出量大,常表现为窦性心动过缓。剧烈运动通常伴有短暂的窦性心动过速。引起病理性心律失常的最常见的原因有缺血性心脏病(例如冠心病)、结构性心脏病(例如心肌病)、电解质紊乱、酸中毒、药物等,一些儿茶酚胺过度兴奋、遗传性的离子通道疾病也会产生心律失常。

三、危害

心律失常的危害主要表现在 3 个方面:发生率高、表现形式多样、危险性高。严重的心律失常具有致命性、致残性的危害,是引起血流动力学障碍、造成患者晕厥和心脏性猝死的最主要的原因之一。心律失常最常发生于结构性心脏病患者中,因其基础疾病常不能根除,故心律失常具有长期存在、反复发作的特点。

四、常见症状

心律失常最常见的症状表现为心慌、心悸、胸部不适、颈部不适,如果持续发作、性质严重,会影响心输出量,引起周围组织器官灌注不足,从而产生疲倦、头晕、目眩、运动耐量下降等症状,严重时会导致晕厥。对已存在心脏储备功能不全的患者,会诱发心力衰竭发作。长期的频繁的快速性心律失常会导致心脏结构发生改变,发生心动过速介导的心肌病。如果心律失常发作造成血流动力学紊乱,可导致心搏骤停和心脏性猝死。

第二节   心律失常治疗管理

一、治疗指征

不是所有的心律失常都需要干预和治疗。心律失常是否需要采取治疗措施取决于患者是否存在结构性心脏病、是否有症状、症状的类型和严重程度等因素。结构性心脏病的存在是决定心律失常治疗和预后的关键因素。

症状的严重程度通常提示治疗的紧迫性。例如症状性心动过缓伴晕厥或持续性室性心动过速等需紧急处理。异位性房性和室性期前收缩虽然导致不适和担忧,但无须立即处理。症状的类型和严重程度又与心律失常的病因、基础心脏疾病的性质和严重程度有关。

二、治疗目的

治疗心律失常主要有以下 3 个目的:①消除症状;②预防致死性心律失常引起的死亡和血流动力学障碍;③减少心律失常导致的其他可能风险(例如降低心房颤动患者的脑卒中风险)。总的来说,心律失常的治疗目的主要在于针对严重症状、改善远期预后等。

三、治疗方式

传统的心律失常治疗方式主要是使用抗心律失常药来改善症状和提高生活质量。针对心律失常,逐渐开发和推广了许多非药物治疗手段,包括心脏起搏、射频消融、外科消融、心脏再同步化治疗等。尽管非药物治疗技术不断进步、相关概念不断进展,但抗心律失常药仍然是终止心律失常急性发作的主要手段。

目前,心律失常的长期治疗策略更加注重循证证据,关注抗心律失常药物和非药物治疗方法能否降低心律失常死亡以及总体死亡风险。关注心律失常与原发病的关系,强调对原发病的积极治疗,双管齐下,改善心律失常的发生与发展。

第三节   抗心律失常药

抗心律失常药(antiarrhythmics)作用于心脏的离子通道和受体,影响心肌细胞动作电位的各时期,抑制自律性和 / 或终止折返而纠正心律失常。

一、动作电位

心肌细胞膜上存在跨膜电位,离子在细胞膜上的流动形成周期性的膜电位变化(动作电位),参与其中的主要是 K^+、Na^+ 和 Ca^{2+}。将一个周期中膜电位的变化绘制出来,这就是动作电位图(图 3-1)。动作电位反映心肌细胞的电冲动和电传导。

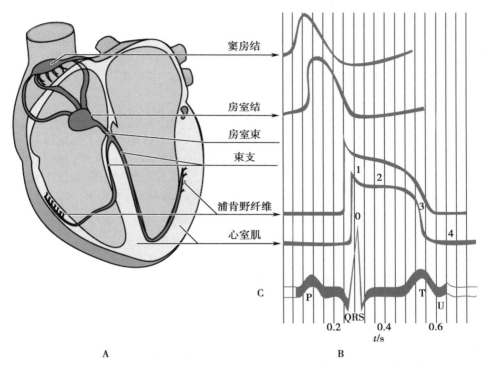

A. 心脏传导系统解剖学;B. 心脏细胞的动作电位图;C. 体表心电图与动作电位的关系。

图 3-1　心脏传导系统和动作电位

静息状态时,心肌细胞膜存在静息电位,因为大多数 Na^+ 在细胞外,大多数 K^+ 在细胞内,细胞内与细胞外钾的比值决定细胞膜内的电压呈负电压。当心肌细胞接收电传导后,静息电位达到阈电位时便产生一次动作电位,继而再通过兴奋收缩偶联引起心肌收缩。

动作电位可以分为 5 个阶段(图 3-1)。0 期(快速除极):快速钠离子通道(电压依赖性钠离子通道)开放,钠离子顺着浓度梯度从细胞外快速进入细胞内,引起心肌细胞除极化。在除极过程中,钙离子通道也开放,但钙离子内流要慢得多。此时收缩发生。1期复极:主要是由瞬时外向钾电流的激活及钠电流相应的迅速衰减引起的。2期复极(平台期):慢速钠离子通道和钙离子通道的钠离子和钙离子内流与钾离子外流相互抵消,处于平衡状态。3期快速复极:由钙离子电流衰减和复极化钾电流(延迟整流钾电流)逐渐激活引起。4期:通过 Na^+,K^+-ATP 酶将钠离子泵出细胞,将钾离子泵入细胞内。钠钙交换器则使用钠离子的势能将钙泵至细胞外,此时恢复到静息电位。

动作电位的形状取决于细胞的位置(图 3-1)。心脏不同部位的细胞由于细胞膜上的离子通道的密度不同,动作电位的形态也不尽相同。0期的向上斜率与传导速度相关,斜率越陡,除极越快,传导越快。静息电位影响0期的向上斜率,静息电位越负,0期的向上斜率越陡。药物可通过阻滞快速钠离子通道或者通过使静止电位"不那么负"(例如 I 类抗心律失常药)从而影响0期的向上斜率和传导速度。

动作电位时程(action potential duration,APD)是指从0期到3期结束的这段时间。不应期是指心肌细胞处于不反应状态,不会传播另一个电冲动的时间。以心室肌细胞为例,其中绝对不应期是在除极开始到复极 $-55mV$,钠通道由激活变为失活,此时不论给予多强的刺激,都不会产生动作电位。相对不应期是指在绝对不应期之后,细胞的兴奋性逐渐恢复,在一定时间内,受刺激后可发生兴奋,但刺激强度必须大于原来的阈强度的这段时间。有效不应期是绝对不应期和相对不应期的总和,是从0期除极化开始至复极化到 $-60mV$ 膜电位水平的这段时间。APD 长短一般与有效不应期相平行。延长 APD 或有效不应期,常常是抗心律失常药终止心律失常的重要作用方式之一。

二、抗心律失常药的分类

抗心律失常药通常发挥阻断传导和 / 或抑制自律性的作用。根据其主要作用和靶点,改良的 Vaughan Williams 分类法将抗心律失常药分为 4 类。① I 类:为快速 Na^+ 通道阻滞剂,通过阻滞 Na^+ 通道,抑制 0 期除极而发挥作用。这些药物均带正电,据推测可与 Na^+ 通道内部孔道的特定氨基酸残基相结合。由于药物和通道受体结合和解离的速度不同,其作用机制或作用持续的时间有所不同,故又分为 3 个不同的亚组,即 I C 类药物与受体结合和分离的速度最慢,减慢传导性的作用最强,代表药物有普罗帕酮、氟卡尼等; I B 类药物与受体结合和解离的速度最快,降低自律性,代表药物有利多卡因、苯妥英钠、美西律等; I A 类药物与受体结合和分离的速度介于上述两者之间,以延长有效不应期最为显著,代表药物有奎尼丁、普鲁卡因胺、丙吡胺等。② II 类:为 β 受体拮抗剂,通过抑制交感神经活性发挥作用,抑制交感神经兴奋所致的起搏电流、Na^+电流和 L 型 Ca^{2+}电流的增加,表现为降低窦性及异位起搏点自律性,降低动作电位 0 期上升速率而减慢传导性,增加房室结的有效不应期,也可减慢前向和逆向异常通路的传导,代表药物有普萘洛尔、阿替洛尔、美托洛尔、比索洛尔等。③Ⅲ类:通过阻滞 K^+通道,从而延长复极、Q-T 间期、APD 和不应期,代表药物有胺碘酮、索他洛尔、决奈达隆、伊布利特、多非利特、维那卡兰和阿齐利特等。④Ⅳ类:为 L 型 Ca^{2+}通道阻滞剂,主要是非二氢吡啶类钙通道阻滞剂,相比之下,二氢吡啶类药物(如硝苯地平)对心脏电生理的影响很小。Ⅳ类药物可减慢窦性心律,增加房室结的不应期和经房室结的传导时间,并可抑制左心室功能,代表药物有维拉帕米和地尔硫䓬。

三、抗心律失常药的药理学特征、药动学特征和不良反应

Ⅰ A 类抗心律失常药对 K^+通道也具有中度阻滞作用,当心率较慢时,K^+通道阻滞作用可能成为主导。Ⅰ A 和Ⅲ类增加复极时间、Q-Tc 间期,会导致自律性增加,增加尖端扭转型室性心动过速(torsade de pointes,TdP)的风险。Ⅰ A 类还具有抗胆碱能活性,往往抑制心肌收缩力。奎尼丁和普鲁卡因胺通常可降低血管阻力,而丙吡胺可增加血管阻力。

Ⅰ B 类抗心律失常药对静息状态的 Na^+通道的阻滞作用较不明显,但可有效阻滞已除极细胞的 Na^+通道,因此其对快速性心律失常更有效。Ⅰ B 类只对心室组织有效,为窄谱抗心律失常药,主要用于室性心律失常。

Ⅰ C 类抗心律失常药主要阻滞开放的 Na^+通道,减慢传导,与 Na^+通道分离缓慢,因此心率更快、效果更好。同时当心率较快时,药物与 Na^+通道分离的时间缩短,被阻滞的通道数量增多、阻滞增强、冲动传导速度进行性下降、QRS 波增宽,从而导致心律失常(例如室性心动过速),尤其对病变的心肌。Ⅰ C 类药物不能用在结构性心脏病患者(例如心肌梗死后、慢性心力衰竭、严重的左心室肥大、心脏瓣膜病、心肌病、先天性心脏病等),因为会增加该类患者的死亡率。

Ⅱ 和Ⅳ类抗心律失常药降低心率(可能导致心动过缓),减少心室收缩力(减少每搏心输出量),并延长 P-R 间期(可能导致房室传导阻滞),故禁用于未经治疗的病窦综合征和缓慢性心律失常患者。Ⅳ类中与地尔硫䓬相比,维拉帕米对窦房结和房室结的抑制作用更显著。

抗心律失常药的药理学特征见表 3-2。抗心律失常药的药动学特征和不良反应见表 3-3。

表 3-2 抗心律失常药的药理学特征

类型	P-R 间期	QRS 间期	Q-T 间期	传导速率	复极周期
ⅠA	0/↑	↑	↑↑	↑↓[a]	↑
ⅠB	0	0	0	0/↓	↓
ⅠC	↑	↑↑	↑	↑	0
Ⅱ	↑↑	0	0	↓[b]	↑[b]
Ⅲ	0[c]	0	↑↑	0	↑
Ⅳ	↑↑	0	0	↓[b]	↑[b]

注:a. 低剂量时传导增加,高剂量时传导减少;b. 在心房和房室结组织;c. 可能导致 P-R 间期延长,与Ⅲ类抗心律失常药作用无关。

表 3-3 抗心律失常药的药动学特征和不良反应

药物和分类	药动学	适应证	不良反应
ⅠA 类(可引起与Ⅲ类相似的 TdP)			
硫酸奎尼丁	$t_{1/2}$=(6.2 ± 1.8) 小时(受年龄、肝硬化影响) V_d=2.7L/kg(心力衰竭患者的分布下降) 肝脏代谢 80%;肾清除 20% C_{ss}=2~6mg/ml CYP3A4 底物,CYP2D6 抑制剂,P 糖蛋白抑制剂	心房颤动、预激综合征、室性期前收缩、室性心动过速	腹泻、低血压、恶心、呕吐、金鸡纳中毒、发热、血小板减少症、心律失常
普鲁卡因胺	$t_{1/2}$=(3 ± 0.6) 小时 V_d=(1.9 ± 0.3)L/kg 肝代谢 40%;肾清除(肾小球滤过 + 可能肾小管分泌)60% 活代谢物 N-乙酰普鲁卡因胺(NAPA) C_{ss}=4~10μg/ml,可能为肾小管分泌底物	心房颤动、预激综合征、室性期前收缩、室性心动过速	低血压、发热、粒细胞缺乏症、系统性红斑狼疮、头痛、心律失常
丙吡胺	$t_{1/2}$=(6 ± 1) 小时 V_d=(0.59 ± 0.15)L/kg 肝代谢 30%;肾清除 70% C_{ss}=3~6μg/ml	心房颤动、预激综合征、阵发性室上性心动过速、室性期前收缩、室性心动过速	抗胆碱能反应(口干、视物模糊、尿潴留)、心力衰竭、心律失常

续表

药物和分类	药动学	适应证	不良反应
ⅠB 类(不能用于治疗房性心律失常)			
利多卡因	$t_{1/2}=(1.8\pm0.4)$ 小时 $V_d=(1.1\pm0.4)$ L/kg 肝代谢 100% $C_{ss}=1.5\sim6\mu g/ml$	室性期前收缩、室性心动过速、心室颤动	嗜睡、躁动、肌肉抽搐、痉挛、癫痫、感觉异常、心律失常
美西律	$t_{1/2}=(10.4\pm2.8)$ 小时 $V_d=(9.5\pm3.4)$ L/kg 肝代谢 35%~80% $C_{ss}=0.5\sim2\mu g/ml$	室性期前收缩、室性心动过速、心室颤动	嗜睡、躁动、肌肉抽搐、痉挛、癫痫、感觉异常、心律失常、恶心、呕吐、腹泻
ⅠC 类(不能用于结构性心脏病,特别是心肌梗死后患者)			
氟卡尼	$t_{1/2}=12\sim27$ 小时 CYP2D6 底物 75%;肾清除 25% $C_{ss}=0.4\sim1\mu g/ml$	心房颤动、室性期前收缩、严重的室性心律失常	头晕、震颤、头晕目眩、脸红、视物模糊、口腔金属味、心律失常
普罗帕酮	$t_{1/2}=2$ 小时(超代谢者); 10 小时(慢代谢) $V_d=2.5\sim4$ L/kg CYP2D6 底物 / 抑制剂,P 糖蛋白抑制剂	心房颤动、预激综合征、严重的室性心律失常	头晕、视物模糊、味觉障碍、恶心、哮喘、心律失常
莫雷西嗪	$t_{1/2}=1.3\sim3.5$ 小时 $V_d>300$ L	严重的室性心律失常	恶心、头晕、口周麻木、兴奋
Ⅲ类(与ⅠA 类类似,可引起 TdP,胺碘酮和决奈达隆的风险相对较低)			
胺碘酮	$t_{1/2}=40\sim60$ 天 $V_d=60\sim100$ L/kg 吸收不稳定,$F=50\%$ 肝代谢 100% $C_{ss}=0.5\sim2.5\mu g/ml$ CYP1A2、CYP2D6、CYP2C9、CYP3A4 抑制剂 P 糖蛋白抑制剂	心房颤动、室性期前收缩、严重的室性心律失常、心室颤动	视物模糊、角膜微晶体沉淀、畏光、皮肤色素减退、便秘、肺纤维化、共济失调、甲状腺功能减退和亢进、低血压、恶心、呕吐
索他洛尔(具有 Ⅱ 和 Ⅲ 类抗心律失常药的作用)	$t_{1/2}=10\sim20$ 小时 $V_d=1.2\sim2.4$ L/kg 肾清除 100%	心房颤动、室性期前收缩、严重的室性心律失常	疲劳、头晕、呼吸困难、心动过缓、心律失常

续表

药物和分类	药动学	适应证	不良反应
多非利特	$t_{1/2}$=7.5~10 小时 V_d=3L/kg 肾清除 60%（肾小球滤过 + 肾小管分泌） CYP3A4 底物	心房颤动或心房扑动转律	胸痛、头晕、头痛、心律失常
伊布利特	$t_{1/2}$=6（2~12）小时 V_d=11L/kg	心房颤动或心房扑动转律	头痛、恶心、心律失常
决奈达隆	$t_{1/2}$=13~19 小时 V_d=20L/kg t_{max}=3~6 小时 CYP3A4 底物，CYP2D6、CYP3A4 抑制剂，P 糖蛋白抑制剂 与食物同服有助于吸收	心房颤动或心房扑动转律后的维持治疗	腹泻、恶心、皮炎或皮疹、心动过缓、肝毒性

案例 1

【处方描述】

性别：男　年龄：68 岁
临床诊断：阵发性心房颤动。
处方内容：

5% 葡萄糖注射液	500ml	q.d.	iv.gtt
盐酸利多卡因针	5ml	q.d.	iv.gtt

【处方问题】遴选药品不适宜。

【机制分析】利多卡因为ⅠB 类抗心律失常药，主要可终止快速性室性心律失常，对室上性心律失常无效，对终止房颤急性发作无效。本处方属遴选药品不适宜。

【干预建议】建议停用利多卡因。终止心房颤动急性发作可静脉使用胺碘酮。

案例2

【处方描述】

性别:女　年龄:64 岁

临床诊断:心律失常;心力衰竭。

处方内容:

盐酸普罗帕酮片	100mg	t.i.d.	p.o.
参松养心胶囊	0.8g	t.i.d.	p.o.
地高辛片	0.25mg	q.d.	p.o.

【处方问题】遴选药品不适宜;联合用药不适宜。

【机制分析】①诊断未具体写明为哪种心律失常类型。②该患者诊断为心力衰竭,普罗帕酮为ⅠC类抗心律失常药,不主张用于器质性心脏病患者。普罗帕酮长期使用有增加室性心律失常的风险,特别对器质性心脏病患者如心力衰竭患者可增加死亡率。③普罗帕酮会增加地高辛的血药浓度和地高辛中毒的风险,合用需减少地高辛的剂量或监测地高辛的血药浓度。本处方属遴选药品不适宜、联合用药不适宜。

【干预建议】建议补充心律失常的具体诊断;建议停用普罗帕酮。

案例3

【处方描述】

性别:女　年龄:70 岁

临床诊断:心律失常;二尖瓣置换手术后。

处方内容:

盐酸普罗帕酮片	100mg	t.i.d.	p.o.
辅酶 Q_{10} 软胶囊	10mg	t.i.d.	p.o.

【处方问题】遴选药品不适宜。

【机制分析】①诊断未具体写明为哪种心律失常类型;②该患者为二尖瓣置换手术后,普罗帕酮为ⅠC类抗心律失常药,不主张用于器质性心脏病患者。普罗帕酮长期使用有增加室性心律失常的风险,特别对器质性心脏病患者包括瓣膜置换术后患者可增加死亡率。本处方属遴选药品不适宜。

【干预建议】建议补充心律失常的具体诊断;建议停用普罗帕酮。

四、抗心律失常药分类的局限性

改良的 Vaughan Williams 分类法在临床上仍然有用，但存在局限性。它主要是按照药物的一种主要作用机制进行分类，简化了电生理学事件。其局限性主要体现在：①抗心律失常药经常对动作电位的产生和传导具有几种影响，还可能影响自主神经系统。如ⅠA类还具有Ⅲ类的作用和抗胆碱能作用。普鲁卡因胺的一种代谢产物 N- 乙酰普鲁卡因胺（NAPA）仅具有很小的 Na^+ 通道阻滞活性，但保留 K^+ 通道阻滞活性。因此，NAPA 类似于一种Ⅲ类药物。ⅠC类的氟卡尼和普罗帕酮也具有 K^+ 通道阻滞作用，可增加心室肌细胞的 APD。普罗帕酮还具有显著的 β 受体拮抗作用。Ⅱ类 β 受体拮抗剂对 Na^+ 通道可能也具有轻度阻滞作用。Ⅲ类的胺碘酮、决奈达隆同时表现Ⅰ、Ⅱ、Ⅲ和Ⅳ类的作用，还能拮抗 α、β 受体，它们致心律失常的作用较小，可能是由于这些作用相互抵消的原因。索他洛尔具有 β 受体拮抗作用。②某些特定抗心律失常药（如洋地黄、腺苷、伊伐布雷定）的作用机制没能归入 Vaughan Williams 分类法中。③在心脏正常状态和心律失常状态，以及不同的病理状态下，抗心律失常药的作用也有差异，例如在低钾血症和高钾血症时，洋地黄的作用存在差异。

五、抗心律失常药的使用现状与局限性

在我国，临床应用的抗心律失常药主要有 β 受体拮抗剂、胺碘酮、地高辛、地尔硫䓬、维拉帕米、普罗帕酮、利多卡因、美西律，而索他洛尔和伊布利特等仅在特定的条件下使用，中成药如参松养心胶囊、稳心颗粒等亦可在心律失常的治疗方面发挥一定作用。目前使用抗心律失常药仍是治疗心房颤动、心房扑动、阵发性室上性心律失常、持续性室性心律失常急性发作的主要手段。

除 β 受体拮抗剂外，抗心律失常药都为离子通道阻滞剂。抗心律失常药可增加心室过早收缩，引发或加重单形性室性心动过速、TdP、心室颤动、传导异常或心动过缓（表 3-4），该现象称为致心律失常作用。抗心律失常药致心律失常的危险性与所治疗的心律失常的类型、是否存在结构性心脏病、Q-T 间期是否延长、是否已有传导障碍或窦房结功能障碍、是否存在心力衰竭、高龄、电解质情况等相关。多数抗心律失常药具有负性肌力作用，故抗心律失常药对心力衰竭的耐受性差。射血分数 <0.30 的心力衰竭患者和 / 或离子紊乱（低钾血症）的情况下，抗心律失常药致心律失常作用的风险最高，有猝死的风险。无器质性心脏病的患者中，抗心律失常药致心律失常作用的风险最低。与心脏结构正常的患者相比，结构性心脏病患者（尤其是心肌梗死后和 / 或射血分数下降的心力衰竭患者）中，Ⅰ类致心律失常作用的风险较高。Ⅱ类没有致心动过速或致心律失常的效果，但可导致心动过缓。Ⅲ类具有引起 TdP 或室性

心动过速的特定风险(表3-4)。大多数抗心律失常药长期使用可能增加死亡率,因此需要严格把控长期使用的指征,特别是对有结构性心脏病的患者。

表3-4　抗心律失常药治疗心房颤动或心房扑动时的致心律失常类型

致室性心律失常

尖端扭转型室性心动过速(ⅠA和Ⅲ类)

持续性的单形性室性心动过速(ⅠC类)

持续性的多形性室性心动过速/无长Q-T间期的心室颤动(ⅠA、ⅠC和Ⅲ类)

致房性心律失常

再次激发(ⅠA、ⅠC和Ⅲ类)

将心房颤动转化为心房扑动1∶1的传导(ⅠC类)

使除颤的阈值升高(ⅠC类)

传导和脉冲形成异常

加快房颤心室率(ⅠA和ⅠC类)

加快旁路传导(地高辛,Ⅳ类)

窦房结功能障碍、房室传导阻滞(所有抗心律失常药)

第四节　心　房　颤　动

一、概述

心房颤动(atrial fibrillation,AF)简称房颤,是常见的心律失常,是一类需要长期用药治疗的心律失常。

当心房异位起搏点除极或折返形成,同时心房心肌组织处于易感状态时,那么就启动了AF。AF引发一种快速的、无效的肌肉收缩,具有以下心电图特征(图3-2):①没有清晰的P波或P波消失。②产生典型的"没有规律可循的不规则"的心室率,表现为R-R间期不等,即"绝对不齐"。AF发病早期常呈现快速的心室率。③QRS波的波形与宽度正常,即窄QRS波。

AF是进展性疾病,患者最初发生AF时通常是短暂性的,7日内自发或干预后可终止,转成窦性心律,称为阵发性心房颤动。以后发作越来越频繁、持续时间越来越长,逐渐变成持续性AF,即不能在7日内自行终止的AF,如要恢复成窦性心律,需要药物复律或电复律,并且需要药物长期维持窦性心律。随着时间推移,持续性AF进展为长期持续性AF,即持续超过12个月的AF,继而到永久性AF,即患者和医师共同决定不再继续转复为窦性心律。

房性心动过速、心房扑动与心房颤动三者常互相转换,三者发作时的心房率各异,分别为 150~250 次 /min、250~350 次 /min 及 350~650 次 /min。心房扑动是快速而规则的心房除极,典型的心房率约为 300 次 /min,在未使用房室结阻滞剂的患者中规则的心室率约为 150 次 /min。心电图的特征是典型的锯齿状心房波(图 3-3),无心脏疾病的患者很少出现心房扑动。心房扑动的临床表现、治疗策略与 AF 相似,然而考虑到药物治疗的局限性及导管消融术治疗心房扑动的成功率高,所以和 AF 不同,心房扑动很少选择长期使用抗心律失常药。

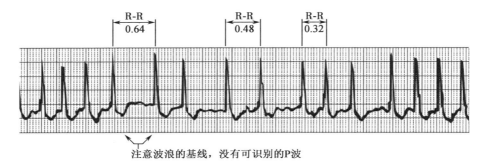

图 3-2　心房颤动的心电图(没有规律的不规则的 R-R 间期,波状没有确定的 P 波,有正常宽度的 QRS 波,心室率为 140 次 /min)

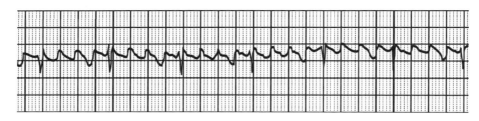

图 3-3　心房扑动的心电图(锯齿状)

二、潜在病因及危险因素

心房颤动的患病率随着年龄增长而升高,同时多种基础疾病会导致 AF 的发生。以往,在我国 AF 的病因主要是风湿性心脏病引起的心脏瓣膜病变,随着经济发展,目前我国和发达国家一样,AF 的首要病因是高血压心脏病和缺血性心脏病(即冠状动脉粥样硬化性心脏病)。其他原因或危险因素包括心力衰竭、老年退行性瓣膜病、糖尿病、慢性肾脏病、心脏手术、甲亢、酗酒、阻塞性睡眠呼吸暂停综合征、肥胖和过度运动等因素。AF 也与性别有关,男性的发病率大于女性,但 75 岁以后女性总的 AF 发病率与男性相同。少数 AF 没有潜在的病因,被称为孤立性 AF,相比之下,通常有一个更良性的结局。对 AF 高风险的患者,AF 的一级预防策略主要是控制原发病和危险因素,不需要预防使用抗心律失常药,除心脏手术围手术期可以短暂预防使用外。

案例 4

【处方描述】

性别:女　年龄:79 岁

临床诊断:冠状动脉粥样硬化性心脏病。

处方内容:

盐酸胺碘酮片	0.2g	q.d.	p.o.
华法林钠片	2.5mg	q.d.	p.o.

【处方问题】适应证不适宜。

【机制分析】所有开具抗心律失常药的处方都必须有明确的心律失常诊断。审方中,最常见的长期使用抗心律失常的指征就是心房颤动。当医师处方漏掉 AF 的诊断时,一方面药师需要医师补充诊断,另一方面药师可预先辨别该患者可能是 AF 患者。该患者为老年女性,且存在缺血性心脏病,存在心房颤动的危险因素,但无心房颤动的诊断,使用的胺碘酮和华法林主要用于心房颤动的治疗。本处方属适应证不适宜。

【干预建议】该处方的患者采用心房颤动的治疗方案,但未注明心房颤动的诊断,需确定是否为心房颤动患者,并补充相关诊断。

三、临床表现及危害

AF 的临床表现与其他心律失常类似,最常见的主诉为心悸,快速心室率通常可达 100~160 次 /min。AF 时,心房对每搏心输出量的贡献通常是丢失的,再加上快速、不规则的心室率,故会引起供血不足的症状,表现为头晕、目眩、运动耐量和生活质量下降。心房颤动有 3 个特异性体征,分别是心尖部第一心音强弱不等、心律绝对不齐、脉搏短绌(脉搏少于心率)。AF 由于心房频繁收缩,造成心房泵功能丧失,引起两大后果:①造成心室充盈时间缩短,导致心输出量下降,会诱发并加重心力衰竭;②由于心房、心室不规律收缩,血液淤滞,血流湍流,容易在心房,特别是左心耳的地方形成附壁血栓,如果血栓脱落,可造成脑卒中等栓塞事件。除此以外,AF 患者的猝死和心血管死亡率明显增加。因此,AF 是卒中、猝死、心力衰竭及心血管死亡的重要致病因素之一。

四、治疗目的

对新发的有可逆转的诱因的 AF,如继发于心脏外科手术、急性肺部疾患、心包炎、肺栓塞等,则应治疗基础疾病,当基础疾病治愈以后,AF 有可能自行好转,不需要长期治疗。但是大多数 AF 的病因是不可逆性的,且已造成心脏结构重构和电重构,因此 AF 通常会反复发作并持续进展,故需要治疗。针对心房颤动的危害,AF 的治疗目的主要是 2 个:①控制症状,主要选择控制心室率,不仅有效控制症状,还能增加心室充盈量,提高心输出量;在某些患者中,可能需要或者选择转复为正常的窦性心律,并长期维持。②预防血栓,降低脑卒中等血栓事件。

五、治疗策略及处方审核案例详解

针对治疗目的,治疗策略包括生活方式调整、原发病的治疗、心室率控制、节律控制和抗凝治疗。

(一) 生活方式调整

强调 AF 患者的自我管理。超重、阻塞性睡眠呼吸暂停综合征、过度运动等均可增加 AF 的发生概率,因而要使患者充分认识这些外在因素,调整生活方式,控制体重,科学运动,调整心态,不要过度焦虑,学会监测心率,及时发现 AF 并就医。生活方式调整有利于 AF 患者生活质量的提高、危险因素的减少、临床预后的改善。

(二) 原发病的治疗

对伴有引起 AF 基础疾病的患者,需对上游即原发病进行治疗。目前发现一些药物如血管紧张素转换酶抑制药(ACEI)/血管紧张素 Ⅱ 受体阻滞药(ARB)、醛固酮拮抗剂和他汀类药物治疗可以有效地干预心脏结构重构,从而有助于维持窦性心律,减少 AF 的发生,改善预后。

(三) 心室率控制

即减缓反应性心室率,使心室得到更好的充盈,有助于改善症状和血流动力学,同时改善临床疾病状态(包括心肌缺血等),且药物控制心室率的成功率较高(约 80%)。心室率控制的目标心率为运动状态时 ≤ 110 次 /min、静息状态时 ≤ 80 次 /min 或达到症状控制所需的心率。AF 患者的心室率控制需要长期用药,主要口服使用有房室结阻滞效应(负性传导)的药物。心室率控制的一线用药为 β 受体拮抗剂、非二氢吡啶类钙通道阻滞剂;二线用药为地高辛,主要用于心力衰竭伴心房颤动的患者。对快速发作性 AF 心率的患者,常需要紧急使用以上药物的静脉制剂控制心率。这 3 类药物都有负性变时、负性传导作用,联用时发生心动过缓、传导阻滞的风险增大,所以联用主要用于心室率控制不佳、仍有不能耐受的症状的 AF 患者。对心力衰竭患者,一般为 β 受体拮抗剂 + 地高辛,极少情况下才使用 β 受体拮抗剂 + 非二氢吡啶类钙通道阻滞剂或非二氢吡啶类钙通道阻滞剂 + 地高辛。审方要点:如果发现 β 受体拮抗剂 + 非二氢吡啶类钙通道阻滞剂以及非二氢吡啶类钙通道阻滞剂 + 地高辛,一定要与医师和患者核实联用的必要性。

案例 5

【处方描述】

性别:女　年龄:41 岁

临床诊断:风湿性心脏病;心房颤动。

处方内容:

地高辛片	0.125mg	q.d.	p.o.
琥珀酸美托洛尔缓释片(倍他乐克)	47.5mg	q.d.	p.o.
呋塞米片(速尿)	20mg	q.d.	p.o.
螺内酯片(安体舒通)	20mg	q.d.	p.o.

【处方问题】适宜处方。

【机制分析】该患者为中年女性,原发病为风湿性心脏病,在此基础上发生心房颤动,需要长期使用药物控制心室率。风湿性心脏病患者因为引起瓣膜损害(主要为二尖瓣狭窄),常合并心力衰竭,故长期联合使用 β 受体拮抗剂琥珀酸美托洛尔缓释片和地高辛以控制心室率,可改善症状和心功能。呋塞米和螺内酯用于心力衰竭症状的改善。故该处方为适宜处方。

1. 地高辛　地高辛有直接的房室结阻滞效应和类迷走神经样作用,具有负性变时、负性传导作用,和其他控制心率的药物相比,它的相对劣势是:①主要对静息心率有控制效果,对交感兴奋状态下(例如运动或精神紧张)的心率控制效果不佳;②起效比较慢,静脉注射后起效也需要 2 小时以上,6~8 小时才能达到最大效果,明显慢于其他负性变时、负性传导的药物,故静脉一般使用毛花苷丙注射液(西地兰);③洋地黄药物用于伴心力衰竭的 AF 患者,至少无生存获益的证据。它的优点是:①不引起血压下降,可用于较低血压的 AF 患者;②对合并心力衰竭的 AF 患者或者一线室率药物控制不充分时可加用地高辛。地高辛用于 AF 时的审方要点:①需要注意地高辛的剂量。长期低剂量维持治疗,一般剂量为 0.125~0.5mg/d,一天 1 次。②需要注意相互作用。地高辛是 P 糖蛋白底物,通常在肠上皮细胞膜上的 P 糖蛋白将地高辛泵入肠腔内并降低其生物利用度,P糖蛋白也存在于肾小管,将地高辛从肾脏清除,因此地高辛和P糖蛋白抑制剂合用存在地高辛的血药浓度增加并引起中毒的风险,需要调整剂量,监测地高辛的不良反应,必要时进行地高辛的血药浓度监测。常见的CYP3A4抑制剂也常为P糖蛋白抑制剂,如奎尼丁、维拉帕米、地尔硫䓬、胺碘酮、普罗帕酮、氟卡尼、伊曲康唑等。例如地高辛和奎宁丁合用,地高辛的剂量要减少1/3~1/2。③地高辛50%~75%的原型通过肾排泄,地高辛在肾功能障碍患者的分布减少、肾清除减少,在肾功能损害患者中使用应谨慎。肾功能不全时需要减少剂量,必要时通过血药浓度监测来调整剂量。④低钾血症时,地高辛中毒明显增加,所以使用地高辛时应关注电解质水平。⑤与有负性变时、房室结阻滞作用的药物(β受体拮抗剂、非二氢吡啶类钙通道阻滞剂、胺碘酮等)联用时,要确定联用的必要性,并做好患者教育,避免造成缓慢性心律失常,如窦性心动过缓和房室传导阻滞。

案例6

【处方描述】

性别:男　年龄:80岁

临床诊断:原发性高血压;心律失常。

处方内容:

地高辛片	0.25mg	q.d.	p.o.
盐酸胺碘酮片	0.1g	q.d.	p.o.

【处方问题】联合用药不适宜。

【机制分析】①适应证:该处方未注明明确的心律失常类型;②相互作用:胺碘酮是P糖蛋白抑制剂,可明显减少地高辛的清除率而提高地高辛的血药浓度,容易导致地高辛中毒。在开始同时使用胺碘酮治疗时,地高辛的剂量应减少30%~50%或减少给药频率,并监测地高辛的血药浓度和毒性作用(如胃肠道症状、视力障碍、心律失常等)。两者合用,对80岁的患者,地高辛0.25mg的剂量偏大;地高辛与盐酸胺碘酮合用,两者都有负性频率作用,用于80岁的高龄患者,更易引起窦性心动过缓和房室传导阻滞等不良反应;该患者未注明是否存在心力衰竭,即便存在心房颤动,该患者已使用胺碘酮维持窦性心律,故缺乏明确的地高辛使用指征。本处方属联合用药不适宜。

【干预建议】应进一步补充明确心律失常的类型;该患者地高辛和胺碘酮应避免合用。

案例 7

【处方描述】

性别:男 年龄:60 岁

临床诊断:心房颤动;肺炎。

处方内容:

地高辛片	0.25mg	q.d.	p.o.
克拉霉素片	0.5g	b.i.d.	p.o.

【处方问题】联合用药不适宜。

【机制分析】克拉霉素会增加地高辛的血药浓度,可能增加地高辛中毒的风险。本处方属于联合用药不适宜。

【干预建议】克拉霉素使用期间地高辛的剂量减为 0.125mg q.d.。

2. β 受体拮抗剂和非二氢吡啶类钙通道阻滞剂 优点:①既可以控制静息时的心室率,还可以控制运动时的心室率。β 受体拮抗剂对高儿茶酚胺 AF 患者心室率的控制是首选,如甲亢和心脏手术患者。②都有静脉制剂和口服制剂,静脉给药均能迅速起效。缺点:① β 受体拮抗剂能拮抗气道平滑肌上的 $β_2$ 受体,因此禁止用于哮喘患者,有哮喘的患者首选非二氢吡啶类钙通道阻滞剂;②非二氢吡啶类钙通道阻滞剂不能用于射血分数下降的心力衰竭患者(即射血分数 <40%),而 β 受体拮抗剂可以用于稳定期心功能不全患者;③两药都可以降低血压,特别是静脉使用时应监测血压。审方要点:①非二氢吡啶类钙通道阻滞剂的相互作用多,由于这类药物都是 P 糖蛋白抑制剂,也是 CYP3A4 抑制剂,合用可能会增加 P 糖蛋白底物、CYP3A4 代谢底物的血药浓度。如与经 CYP3A4 代谢的他汀类药物合用时,需要控制他汀类药物的剂量,以防他汀类药物引起的骨骼肌溶解等不良反应。地尔硫䓬、维拉帕米和他汀类药物合用时,辛伐他汀的剂量应 ≤ 10mg/d,洛伐他汀的剂量应 ≤ 40mg/d,阿托伐他汀也应该使用较低剂量。②非二氢吡啶类钙通道阻滞剂禁止与伊伐布雷定合用,防止加重心动过缓和传导障碍。③非二氢吡啶类钙通道阻滞剂和 β 受体拮抗剂 / 地高辛 / 胺碘酮合用时应严格把握指征,尽量避免联用。④ β 受体拮抗剂和非二氢吡啶类钙通道阻滞剂均禁用于低血压或接近低血压的患者以及二度及二度以上房室传导阻滞患者;非二氢吡啶类钙通道阻滞剂禁用于射血分数下降的心力衰竭患者(EF<40%)。⑤美托洛尔的最大剂量为 200mg/d,比索洛尔的最大剂量为 10mg/d。

案例 8

【处方描述】

性别:男   年龄:83 岁

临床诊断:心绞痛;下肢动脉闭塞;脑梗死;高血压。

处方内容:

西洛他唑胶囊	100mg	b.i.d.	p.o.
盐酸维拉帕米缓释片	0.12g	q.d.	p.o.
阿托伐他汀钙胶囊	20mg	q.n.	po.
脑心通胶囊	0.8g	t.i.d.	p.o.

【处方问题】联合用药不适宜。

【机制分析】①适应证:该处方中的盐酸维拉帕米缓释片用于治疗心绞痛,同时有降压作用,故有使用指征;②相互作用:维拉帕米和阿托伐他汀使用可相互增加各自的血药浓度,维拉帕米为 CYP3A4 抑制剂,可减少阿托伐他汀在体内的代谢。本处方属联合用药不适宜。

【干预建议】合用时阿托伐他汀应给予低剂量,对83岁的高龄患者建议10mg q.n.,并监测他汀类药物的相关肌肉毒性和肝毒性等;或换用与维拉帕米相互作用较少的、不经CYP3A4代谢的他汀类药物,如瑞舒伐他汀、普伐他汀、氟伐他汀。

案例 9

【处方描述】

性别:女   年龄:34 岁

临床诊断:心房颤动。

处方内容:

七叶神安片	0.1g	t.i.d.	p.o.
盐酸维拉帕米缓释片	0.12g	b.i.d.	p.o.
富马酸比索洛尔片	2.5mg	q.d.	p.o.

【处方问题】联合用药不适宜。

【机制分析】①适应证:该处方中的盐酸维拉帕米缓释片和富马酸比索洛尔片均用于心房颤动患者的心率控制;②联合用药不适宜:维拉帕米与 β 受体拮抗剂(比索洛尔)合用时可增强对房室传导、心率和心脏收缩的抑制作用,两药的负性变时、负性肌力和传导阻滞作用累加。本处方属联合用药不适宜。

【干预建议】不建议该患者维拉帕米和比索洛尔合用,以免增加缓慢性心律失常的发生风险。建议停用1种控制心率的药物,如维拉帕米。该患者的比索洛尔剂量较小,还可以根据心率以及心房颤动症状的控制情况适当增加剂量。

案例 10
【处方描述】

性别:女　年龄:76岁
临床诊断:冠心病;心律失常;原发性高血压2级;心功能不全;头晕待查。
处方内容:

阿司匹林肠溶片	100mg	q.d.	p.o.
厄贝沙坦氢氯噻嗪片	75mg	q.d.	p.o.
盐酸维拉帕米片(异搏定)	40mg	t.i.d.	p.o.

【处方问题】遴选药品不适宜。
【机制分析】①适应证:该处方中的盐酸维拉帕米片用于患者心律失常的治疗,但心律失常的具体类型未标明;②遴选药品不适宜:维拉帕米有负性肌力作用,不能用于心功能不全,特别是射血分数下降的心功能不全。本处方属遴选药品不适宜。
【干预建议】请给出心律失常的具体类型;维拉帕米不能用于心功能不全患者,建议停用;对心功能不全伴心律失常的患者可选用 β 受体拮抗剂。

案例 11
【处方描述】

性别:男　年龄:64岁
临床诊断:窦性心动过速;支气管哮喘。
处方内容:

酒石酸美托洛尔片	25mg	t.i.d.	p.o.
孟鲁司特钠片	10mg	q.n.	p.o.

【处方问题】遴选药品不适宜;用法、用量不适宜。
【机制分析】① β 受体拮抗剂禁止用于支气管哮喘患者;②酒石酸美托洛尔片的给药频次为 b.i.d.。本处方属遴选药品不适宜,用法、用量不适宜。
【干预建议】将酒石酸美托洛尔片更换为维拉帕米或地尔硫䓬,用于窦性心动过速的治疗。

（四）节律控制

心室率控制和节律控制是 AF 治疗中的 2 个选择项。节律控制是指通过射频消融、电转复、药物复律等方式将心房颤动转复为窦性心律，电复律、药物复律后一般需要长期服用抗心律失常药维持窦性心律，射频消融复律后患者常不需要长期服用抗心律失常药。节律控制的主要优点为能够有效控制症状，预防心动过速介导的心肌病；缺点为要承担长期使用抗心律失常药带来的不良反应，对一些患者长期维持窦性心律的成功率是比较低的。对新发 AF、阵发性 AF，以及 AF<1 年的患者，首选节律控制，因为 AF 时间越长，越有可能造成心脏电重构和解剖重构，从而发展为持续性、永久性 AF。需要指出的是，心室率控制和节律控制在心血管死亡率、血栓发生率以及总体死亡率方面都没有显著性差异。

1. 复律前后抗凝　新发心房颤动的发作持续时间 >48 小时，阵发性 AF、持续性 AF 患者复律前都必须使用抗凝治疗至少 3 周，复律后使用至少 4 周(消融术后需要至少 8 周)。如果需要紧急转复，必须通过食管超声心动图检查确定左心耳和心房没有附壁血栓，其目的是以防转复时造成血栓脱落，导致脑卒中等血栓事件(因为一旦转复为窦性心律，心房收缩力增强，血栓容易脱落)。

2. 药物复律和维持窦性心律　主要选用 ⅠC 类和Ⅲ类抗心律失常药，其中Ⅲ类的决奈达隆目前还没有复律的证据，不用于复律，只能用于维持复律后的窦性心律。总的来说，胺碘酮维持窦性心律的效果最好，但也存在个体差异。审方时需注意：①ⅠC 类如普罗帕酮不能用于有结构性心脏病的患者和心力衰竭患者；②Ⅲ类的索他洛尔禁用于射血分数下降的心力衰竭患者，决奈达隆也禁用于严重的或近期失代偿、有症状的心力衰竭患者，因此对有症状的、特别是射血分数下降的心力衰竭患者只能使用胺碘酮；③索他洛尔原型从肾清除，肌酐清除率 <40ml/min 的患者禁用。

案例 12

【处方描述】

性别：男　年龄：63 岁

临床诊断：冠状动脉粥样硬化性心脏病；心房颤动。

处方内容：

盐酸胺碘酮片	0.2g	q.d.	p.o.
琥珀酸美托洛尔缓释片	47.5mg	q.d.	p.o.
瑞舒伐他汀钙片	10mg	q.d.	p.o.
阿司匹林肠溶片	100mg	q.d.	p.o.

【处方问题】适宜处方。

【机制分析】①适应证:胺碘酮用于 AF 转复窦性心律后的长期维持治疗,琥珀酸美托洛尔片用于冠心病的治疗;②相互作用:胺碘酮和 β 受体拮抗剂均有负性变时、负性传导作用,胺碘酮可增强 β 受体拮抗剂的心动过缓、房室传导阻滞作用,胺碘酮还可提高 β 受体拮抗剂的血药浓度,故美托洛尔和胺碘酮合用有增加心动过缓和房室传导阻滞的风险,但是美托洛尔是冠心病和心力衰竭患者的二级预防措施,可改善冠心病和心力衰竭患者的预后。

【干预建议】权衡利弊后,胺碘酮和美托洛尔合用是可以的,但是需要提醒密切监测两者合用后患者是否存在心动过缓的症状与体征。本处方为适宜处方。

案例 13
【处方描述】

性别:男　年龄:68 岁
临床诊断:心房颤动;高血压 2 级。
处方内容:

盐酸胺碘酮片	0.2g	q.d.	p.o.
琥珀酸美托洛尔缓释片	47.5mg	q.d.	p.o.
达比加群酯胶囊	110mg	b.i.d.	p.o.

【处方问题】联合用药不适宜。

【机制分析】①适应证:胺碘酮用于 AF 转复窦性心律后的长期维持治疗,琥珀酸美托洛尔片用于高血压的降压治疗;②联合用药不适宜:美托洛尔和胺碘酮合用有增加心动过缓和房室传导阻滞的风险。本处方属联合用药不适宜。

【干预建议】权衡利弊,使用胺碘酮的高血压患者应该调整降压治疗的方案,AF 的高血压可首选 ACEI/ARB。

案例 14
【处方描述】

性别:女　年龄:84 岁
临床诊断:慢性支气管炎并感染;心房颤动。
处方内容:

盐酸胺碘酮片	0.2g	q.d.	p.o.
琥珀酸美托洛尔缓释片	47.5mg	q.d.	p.o.

【处方问题】联合用药不适宜。

【机制分析】①适应证:胺碘酮用于 AF 转复窦性心律后的长期维持治疗,琥珀酸美托洛尔片用于心房颤动患者的心室率控制,但是一般节律控制和心室率控制只选择其一;②联合用药不适宜:美托洛尔和胺碘酮合用有增加心动过缓和房室传导阻滞的风险。本处方属联合用药不适宜。

【干预建议】不建议该患者联合使用美托洛尔和胺碘酮,逐渐停用琥珀酸美托洛尔。

案例 15
【处方描述】

性别:男 年龄:84 岁

临床诊断:原发性高血压;心房颤动。

处方内容:

盐酸胺碘酮片	0.2g	q.d.	p.o.
地高辛片	0.125mg	q.d.	p.o.

【处方问题】联合用药不适宜。

【机制分析】①适应证:胺碘酮用于 AF 转复窦性心律后的长期维持治疗,地高辛用于心房颤动患者的心室率控制,但是一般节律控制和心室率控制只选择其一;②联合用药不适宜:胺碘酮可增加地高辛的血药浓度,增加地高辛中毒的风险,也可增加心动过缓和房室传导阻滞的风险。本处方属联合用药不适宜。

【干预建议】胺碘酮和地高辛不能合用,建议停用地高辛。

案例 16
【处方描述】

性别:男 年龄:80 岁

临床诊断:原发性高血压;冠状动脉粥样硬化性心脏病;心功能不全;脑梗死;心律失常。

处方内容:

盐酸胺碘酮片	0.2g	q.d.	p.o.
地高辛片	0.125mg	q.d.	p.o.
螺内酯片	20mg	q.d.	p.o.
比索洛尔片	2.5mg	q.d.	p.o.

【处方问题】联合用药不适宜;遴选药品不适宜。

【机制分析】①联合用药不适宜:胺碘酮、地高辛、比索洛尔合用,缓慢性心律失常的发生风险明显增加,应严格把握指征,原则上不建议合用。②患者的心律失常诊断较笼统,未注明具体的种类,患者高龄,有冠心病、心功能不全以及脑梗死,故推断 AF 的可能性大。③遴选药品不适宜:患者如是 AF,使用胺碘酮维持窦性心律有适应证,比索洛尔用于高血压和心功能不全。地高辛不建议用于冠心病合并的心功能不全,地高辛长期使用对心功能不全患者无生存获益。本处方属联合用药不适宜、遴选药品不适宜。

【干预建议】补充具体的心律失常诊断;胺碘酮、地高辛、比索洛尔合用,缓慢性心律失常的发生风险明显增加,权衡利弊建议停用地高辛。

案例 17
【处方描述】

性别:女　年龄:69 岁
临床诊断:冠心病。
处方内容:

华法林钠片	3mg	q.d.	p.o.
盐酸普罗帕酮片	150mg	b.i.d.	p.o.
依折麦布片	10mg	q.d.	p.o.
氯沙坦 / 氢氯噻嗪片	100mg/12.5mg	q.d.	p.o.

【处方问题】适应证不适宜;遴选药品不适宜。

【机制分析】①使用抗心律失常药,缺少心律失常的诊断;②该患者为老年女性,使用华法林,故推测患者的诊断中缺少"心房颤动";③不主张对器质性心脏病患者使用ⅠC类抗心律失常药,该患者有冠心病,使用普罗帕酮可增加患者的心律失常发生率,增加死亡率。本处方属适应证不适宜、遴选药品不适宜。

【干预建议】补充心律失常的相关诊断;普罗帕酮长期使用有增加室性心律失常的风险,特别是对冠心病患者,可增加死亡率,建议换用胺碘酮维持窦性心律。

案例 18
【处方描述】

性别:男　年龄:63 岁
临床诊断:心律失常。

处方内容：

厄贝沙坦氢氯噻嗪片	162.5mg	q.d.	p.o.
胺碘酮片	0.2g	b.i.d.	p.o.
地尔硫草缓释胶囊	90mg	q.d.	p.o.
达比加群酯胶囊	0.11g	b.i.d.	p.o.
硝苯地平控释片	30mg	q.d.	p.o.

【处方问题】联合用药不适宜。

【机制分析】①心律失常的诊断太笼统；②患者为老年男性，使用达比加群酯抗凝治疗，推测心律失常的类型为"心房颤动"；③联合用药不适宜：地尔硫草为心室率控制，胺碘酮为节律控制，两者应二选一；④胺碘酮和非二氢吡啶类钙通道阻滞剂合用增加缓慢性心律失常的风险，有心搏骤停的报道。本处方属联合用药不适宜。

【干预建议】心律失常的诊断应具体；该患者心室率控制和节律控制二选一，胺碘酮不用于心室率控制治疗，地尔硫草和胺碘酮合用使缓慢性心律失常的风险增加，需权衡利弊，建议停用地尔硫草或胺碘酮。

(五) 抗凝治疗

AF 患者无论采取心室率控制还是节律控制，都必须评估患者的血栓栓塞风险，并在适当的情况下开始长期抗凝治疗。瓣膜性心脏病患者的 AF 需要抗凝治疗；对非瓣膜性心脏病患者的 AF，是否需要抗凝治疗主要取决于 CHA_2DS_2-VASc 评分(表 3-5)，≥ 2 分需要抗凝治疗。目前的证据是评分为 1 分的患者可以选择使用或不使用抗凝治疗，评分为 0 分的患者可不开始抗凝治疗。采取抗凝治疗前，还要对患者进行一个出血风险 HAS-BLED 评分(表 3-5)，≥ 3 分有出血风险，需要指出的是有出血风险的并不是抗凝治疗的禁忌证，而是提示需要对出血风险高的因素进行纠正。目前针对 AF 导管消融后能够长时间维持窦性心律的患者，尚不能作出是否还需长期服用抗凝血药的结论。

表 3-5   非瓣膜性心脏病心房颤动患者抗凝治疗的 CHA_2DS_2-VASc 评分
和出血风险 HAS-BLED 评分

CHA_2DS_2-VASc 评分：≥ 2 分者需要抗凝治疗	
C 充血性心力衰竭 / 左心功能不全	1 分
H 高血压	1 分
A 年龄≥ 75 岁	2 分
D 糖尿病	1 分

续表

S 既往脑卒中或短暂性脑缺血发作	2分
V 血管病变(心肌梗死病史、外周动脉疾病、主动脉粥样硬化)	1分
A 年龄为 65~74 岁	1分
S 性别:女性	1分
HAS-BLED 评分:≥ 3 分者有出血风险	
H 高血压(血压控制不佳)	1分
A 肝肾功能异常各 1 分	1 或 2 分
S 卒中	1分
B 出血倾向	1分
L 不稳定的 INR(服用华法林时)	1分
E 年龄 >65 岁	1分
D 药物(合并使用阿司匹林或非甾体抗炎药)或嗜酒各 1 分	1 或 2 分

对非瓣膜性心脏病患者,可选择新型口服抗凝血药,包括利伐沙班、达比加群酯等,也可以选用华法林。审方要点:①瓣膜病的 AF 患者,包括人工心脏瓣膜置换术后的患者、风湿性二尖瓣病变患者、任何原因所致的二尖瓣狭窄患者,以及肾功能严重受损患者不能使用新型口服抗凝血药,只能使用华法林。②不建议使用阿司匹林、氯吡格雷等抗血小板药用于心房颤动预防血栓治疗,如无抗血小板药使用指征,应避免抗凝血药与抗血小板药联合应用,以免增加出血风险。③如果选择新型口服抗凝血药,审方时应该注意剂量。利伐沙班用于房颤预防血栓的正规剂量为 20mg q.d.,如果患者的体重 <50kg 或者年龄 ≥ 75岁,或者 Ccr<50ml/min,那么应减量为 15mg q.d.,Ccr<15ml/min 者禁用。同样,达比加群酯的正规剂量为 150mg b.i.d.,如果患者的体重 <50kg 或者年龄 >75岁,或者 Ccr<50ml/min,或者合并使用 P 糖蛋白抑制剂(如维拉帕米、胺碘酮、奎尼丁、克拉霉素、替格瑞洛)等时,就要减量为 110mg b.i.d.,Ccr<30ml/min 者禁用。④利伐沙班的单次剂量超过 10mg,应注明随餐同服,有利于提高生物利用度,保证抗凝疗效。⑤应注意与利伐沙班、达比加群酯合用时有临床意义的相互作用。达比加群酯主要经肾排泄,受肾功能的影响大,同时是 P 糖蛋白底物,与 P 糖蛋白抑制剂合用时存在相互作用。利伐沙班主要经 CYP3A4 代谢,因此与 CYP3A4 酶诱导剂和抑制剂有相互作用。达比加群酯和利伐沙班禁止与利福平、卡马西平、苯妥英、三唑类抗真菌药合用。达比加群酯禁止与决奈达隆合用。⑥华法林和许多药物存在相互作用,审方时可提醒存在的相互作用,并需检测凝血功能,根据国际标准化比值(INR)调整华法林的剂量,INR 的目标值为 2~3。

案例 19

【处方描述】

性别:男　年龄:76 岁

临床诊断:心房颤动。

处方内容:

| 盐酸胺碘酮片 | 0.2g | q.d. | p.o. |
| 利伐沙班片 | 20mg | q.d. | p.o. |

【处方问题】用法、用量不适宜。

【机制分析】①适应证:利伐沙班用于 AF 的预防血栓治疗,胺碘酮用于 AF 转复窦性心律后的长期维持治疗;②用法、用量不适宜:患者年龄 >75 岁,利伐沙班 20mg/d 剂量过大。本处方属用法、用量不适宜。

【干预建议】此患者 >75 岁,利伐沙班的剂量应该改为 15mg q.d.,并标明随餐同服。

案例 20

【处方描述】

性别:女　年龄:74 岁

临床诊断:脑梗死;非瓣膜性心房颤动;指甲真菌感染。

处方内容:

| 伊曲康唑胶囊 | 0.1g | q.d. | p.o. |
| 利伐沙班片 | 20mg | q.d. | p.o. |

【处方问题】联合用药不适宜。

【机制分析】应避免利伐沙班与强效抑制 CYP3A4 和 P 糖蛋白的药物如伊曲康唑联合,会明显增加利伐沙班的暴露量,增加出血风险。本处方属联合用药不适宜。

【干预建议】停用伊曲康唑。

案例 21

【处方描述】

性别:女　年龄:74 岁

临床诊断:脑梗死;高血压;二尖瓣置换术后(机械瓣)。

> 处方内容：
>
> | 达比加群酯胶囊 | 110mg | b.i.d. | p.o. |
> | 厄贝沙坦片 | 150mg | q.d. | p.o. |

【处方问题】遴选药品不适宜。

【机制分析】二尖瓣置换术后（机械瓣）患者的抗凝治疗主要选用华法林，禁止选用新型口服抗凝血药如达比加群酯胶囊。本处方属遴选药品不适宜。

【干预建议】将达比加群酯换为华法林。

第五节　其他室上性心律失常和传导阻滞

除心房颤动、心房扑动外的其他室上性心律失常通常不需要长期抗心律失常药治疗，如症状频繁发作且有症状时，大多可通过射频消融治疗，也可选用 β 受体拮抗剂或非二氢吡啶类钙通道阻滞剂控制症状。窦性心动过速的最常见的原因是对运动和儿茶酚胺生理性释放的正常反应，并不是都是病理性的。病理状态下如发热发生的窦性心动过速在大多数情况下针对基础病因给予治疗后，窦性心动过速会改善或消失。最常见的室上性心律失常是心房颤动、心房扑动和阵发性室上性心动过速（paroxysmal supraventricular tachycardia，PSVT）。预激综合征常合并室上性心律失常，如阵发性室上性心动过速和心房颤动。

一、阵发性室上性心动过速及处方审核案例详解

PSVT 指除 AF、心房扑动和多灶性房性心动过速之外的，骤然发作和停止（突发突止）的间歇性室上性心动过速。PSVT 通常由折返所致，主要包括房室结折返性心动过速（atrioventricular nodal reentrant tachycardia，AVNRT）和房室折返性心动过速（atrioventricular reentrant/reciprocating tachycardia，AVRT），AVNRT 是最常见的 PSVT。AVNRT 的特点是在房室结或结周心房组织中存在 2 条路径；AVRT 的特点是存在结外旁路，直接连接心房和心室。

（一）临床表现及危害

PSVT 经常突然发作、突然终止。PSVT 发作时的心率通常达 180~240 次/min，患者会感到心悸、紧张和焦虑，持续时间长可能发生头晕和晕厥，并且可能会发展为其他严重的心律失常。如果患者存在冠状动脉粥样硬化性心脏病或慢性心力衰竭，那么 PSVT 发作可能诱发心绞痛、心力衰竭或休克。目前没有证据表明 PSVT 患者的脑卒中等栓塞风险增加，所以不需要抗凝治疗。

PSVT 的心电图(图 3-4)特点是:①规律的快速心率;② P 波消失;③ QRS 波是窄的正常波形。

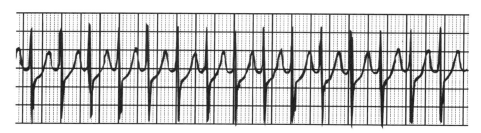

图 3-4 阵发性室上性心动过速的心电图

（二）非药物治疗

PSVT 急性发作时需要干预终止发作。如果发作时出现血流动力学紊乱,需要立即同步直流电复律。如果血流动力学稳定,那么可以通过阻滞房室结传导减慢心室快速反应来治疗,首选非药物治疗,主要通过刺激迷走神经,迷走神经张力增加会增加房室结不应期、减慢心率。可选择①按压眼球引起眼心反射;②冷水刺激颈后部;③压舌后根 1/3 处;④按压颈动脉窦(对颈内动脉和颈外动脉的分叉加压),注意只能按单侧,按压前应先听诊,如果有严重的动脉粥样硬化性或斑块,应严禁按压,以防斑块脱落造成脑卒中;⑤瓦尔萨尔瓦动作,即强制呼气,声门关闭,类似于用力排便的情况;⑥改良的瓦尔萨尔瓦动作,即先憋气吹注射器 15 秒,躺下,双上肢抬高 45°~90°,维持 45 秒。

（三）药物治疗

如非药物治疗无效,可静脉用药物。①腺苷对心脏起搏点会产生短暂的负性频率和负性传导效应,因为半衰期只有 9 秒,故需要快速静脉注射(秒推)5~10mg,然后用生理盐水冲洗;如果在 2 分钟内不成功,可以再追加 12mg;如仍无效,可再追加 18mg。腺苷相对其他药物的优势包括起效快和半衰期短,腺苷进入血液后立即代谢,故被用作急性 PSVT 的治疗药物。茶碱和大剂量的其他甲基黄嘌呤类药物(如咖啡因)是一种有效的腺苷受体拮抗剂,使用茶碱和其他甲基黄嘌呤类药物的患者,腺苷可能无效或需更高剂量。相反,双嘧达莫阻碍腺苷的清除,可以增强腺苷的作用。大多数患者能够很好地耐受腺苷,但严重哮喘患者和严重冠状动脉疾病患者除外。②非二氢吡啶类钙通道阻滞剂维拉帕米和地尔硫䓬。维拉帕米 2 分钟静脉注射(慢推)5~10mg,给药后的 3~5 分钟内达到治疗高峰;如果无反应,可以在 15~30 分钟后再静脉推注 10mg,直到达到最大剂量 20mg。非二氢吡啶类钙通道阻滞剂或普罗帕酮静脉注射一定要慢,如果太快,可能会引起房室传导阻滞、心动过缓、血压下降。

③如果腺苷和钙通道阻滞剂失败,也可使用 β 受体拮抗剂和毛花苷丙注射液。一般不用胺碘酮,因为起效慢,10~15 分钟才起效。长期治疗策略主要是通过射频消融或者教会患者使用非药物治疗方法来终止发作,长期药物预防治疗只针对少数频繁发作或症状不能耐受而又拒绝射频消融的患者,主要选用减缓传导、增加房室结不应期、防止心室快速反应的药物,包括口服 β 受体拮抗剂(首选)、维拉帕米、地尔硫䓬或地高辛。考虑到抗心律失常药长期使用存在的不良反应,很少使用 Ⅰ C 和Ⅲ类抗心律失常药长期预防 PSVT。

案例 22

【处方描述】

性别:男　年龄:68 岁

临床诊断:室上性心律失常。

处方内容:

盐酸美西律片	50mg	t.i.d.	p.o.
阿托伐他汀钙片	20mg	q.d.	p.o.
单硝酸异山梨酯分散片	20mg	q.d.	p.o.
阿司匹林肠溶片	0.1g	q.d.	p.o.(餐前)
琥珀酸美托洛尔缓释片	47.5mg	q.d.	p.o.

【处方问题】遴选药品不适宜。

【机制分析】①美西律为 Ⅰ B 类抗心律失常药,只对室性心律失常有效,对室上性心律失常无效;②美西律长期使用也可有诱发心律失常的风险,不建议长期使用。本处方属遴选药品不适宜。

【干预建议】美西律对室上性心律失常无效,该患者已使用美托洛尔,建议停用美西律。

案例 23

【处方描述】

性别:男　年龄:68 岁

临床诊断:阵发性室上性心动过速。

处方内容:

盐酸胺碘酮片	200mg	q.d.	p.o.
琥珀酸美托洛尔缓释片	47.5mg	q.d.	p.o.

【处方问题】遴选药品不适宜;联合用药不适宜。

【机制分析】①阵发性室上性心动过速原则上不建议常规给予抗心律失常药口服预防,如需使用,一般可选用 β 受体拮抗剂,不选用胺碘酮,因为胺碘酮长期使用的副作用大;②联合用药不适宜:胺碘酮和美托洛尔合用增加缓慢性心律失常的发生风险。本处方属遴选药品不适宜、联合用药不适宜。

【干预建议】停用胺碘酮。

二、预激综合征

预激综合征(Wolff-Parkinson-White syndrome,WPW 综合征)可以发生在无明显心脏疾病的儿童和成人,与同龄人相比,更容易发生心律失常,表现为 PSVT(AVRT)和 AF。WPW 综合征先天存在一条额外路径(旁路),该旁路跨过房室结,直接连接心房与心室。旁路组织传导电冲动的速度通常较房室结更快,从而 ECG 上出现间歇性 P-R 间期缩短、QRS 波群增宽的一种心动过速综合征。WPW 综合征患者如果发生 AF,那么心房的冲动可通过旁路传导,心室率可能超过 300 次/min,容易诱发心室颤动,发生晕厥或心脏性猝死。

有心律失常的 WPW 综合征患者长期治疗首选射频消融术,拒绝射频消融术的患者可以选择药物治疗。WPW 综合征患者发生 PSVT 的治疗策略同 PVST。WPW 综合征患者发生 AF,由于转换为窦性心律后的心室率更容易控制,所以主要策略是节律控制。如果没有结构性心脏病,可选择Ⅰ C 类抗心律失常药如普罗帕酮;如果有结构性心脏病,可选用Ⅰ A 类抗心律失常药如普鲁卡因胺。不能使用常规的阻滞房室结传导的药物。对 WPW 综合征合并 AF 患者的审方要点:禁止使用 β 受体拮抗剂、非二氢吡啶类钙通道阻滞剂(维拉帕米和地尔硫䓬)、地高辛、腺苷和胺碘酮。因为阻滞房室结传导可能增加心房冲动经旁路到心室的传导,加快心室率从而导致血流动力学不稳定。

三、房室传导阻滞及处方审核案例详解

抗心律失常药主要针对的是快速性心律失常,所以对心动过缓、传导阻滞等缓慢性心律失常都是不适合的。如果出现心动过缓,急性期可以使用阿托品治疗,程度严重者的长期治疗主要是安装起搏器。房室传导阻滞可由药物(β 受体拮抗剂、非二氢吡啶类钙通道阻滞剂、地高辛)、急性心肌梗死、心肌淀粉样变和先天异常所导致。

电冲动不能经过希浦系统的左或右束支传导,那么就发生束支传导阻滞。束支阻滞,尤其是左束支传导阻滞常和缺血性心脏病相关。束支传导阻滞本身不会导致临床的心脏功能障碍。左束支阻滞时,左心室的除极来自右心室传导来的冲动。这个冲动必须通过非典型的比较慢传导的组织,因此左心室在

后面除极,ECG 出现一个宽的 QRS 波(图 3-5)。

房室传导阻滞分为一度、二度和三度。一度房室传导阻滞通常没有症状,ECG 只表现为 P-R 间期延长,没有 QRS 波的丢失,提示来自窦房结的冲动都下传到心室,它常由抗心律失常药引起。二度房室传导阻滞有丢失的 QRS 波。三度房室传导阻滞从窦房结传出来的冲动一个都没有传到心室,心室必须要靠自身的起搏,即逸搏心律,通常比较慢,从而不能提供足够的心脏输出,导致周围组织器官灌注不足的症状,通常需要安装心脏起搏器。审方要点:对二度及二度以上的房室传导阻滞患者,如果没有安置起搏器纠正,则 β 受体拮抗剂、地高辛和非二氢吡啶类钙通道阻滞剂禁用。此外,缓慢性心律失常是抗心律失常药的不良反应。

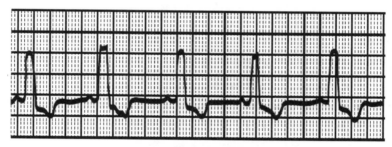

图 3-5　束支传导阻滞的心电图

案例 24

【处方描述】

性别:男　年龄:55 岁

临床诊断:二度房室传导阻滞。

处方内容:

胺碘酮片	0.2g	t.i.d.	p.o.
地高辛片	0.25mg	t.i.d.	p.o.

【处方问题】遴选药品不适宜;用法、用量不适宜。

【机制分析】①对二度房室传导阻滞等缓慢性心律失常患者,禁止使用有负性传导作用的抗心律失常药,包括胺碘酮和地高辛,除非安装了起搏器;②胺碘酮和地高辛的日剂量均超过常规剂量,且胺碘酮可增加地高辛的血药浓度,两者联用时应适当减少地高辛的剂量,必要时监测地高辛的血药浓度。本处方属遴选药品不适宜,用法、用量不适宜。

【干预建议】停用胺碘酮和地高辛。

第六节　室性心律失常

抗心律失常药终止血流动力学稳定患者的急性室性心律失常发作是有效的,但是循证医学证据证明,因为作用于离子通道的抗心律失常药通常会导致室性心律失常,长期使用可能会增加死亡率,特别是在结构性心脏病患者中使用时。所以对室性心律失常,特别是结构性心脏病患者,长期使用的主要是 β 受体拮抗剂和胺碘酮。除此以外,更强调对上游原发病的治疗。高风险的危及生命的室性心律失常患者的长期治疗方案是植入型心律转复除颤器(implantable cardioverter defibrillator,ICD)。

一、室性心律失常的分类

室性心律失常主要包括室性期前收缩、非持续性室性心动过速、持续性室性心动过速、心室颤动等。室性期前收缩(premature ventricular complex,PVC)是由心室肌发出冲动引起的,产生奇异的、宽大的 QRS 波,可起源于同一个异位起搏点(单灶),呈现为单形性室性期前收缩;也可以起源于多个异位起搏点(多灶),即多形性室性期前收缩。可表现为固定的节律,如二联律[指正常心搏和期前收缩持续交替(即 1 个正常 QRS 波后接 1 个 PVC 波)](图 3-6)、三联律(2 个正常 QRS 波后接 1 个 PVC 波)和四联律(3 个正常 QRS 波后接 1 个 PVC 波)。

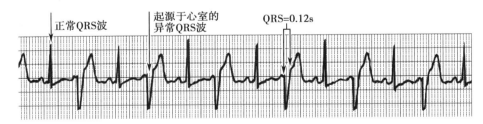

图 3-6　室性期前收缩的心电图(1 个正常 QRS 波后接 1 个 PVC)

非持续性室性心动过速(nonsustained ventricular tachycardia,NSVT)定义为 3 个或更多个持续的 PVC 持续 <30 秒,并自动终止,心率 >120 次 /min(图 3-7)。持续性室性心动过速(sustained ventricular tachycardia,SuVT)定义为持续的 PVC 至少持续 30 秒,伴有心率 >100 次 /min,P 波丢失在 QRS 波中,难以识别(图 3-8)。SuVT 的性质严重,有可能进展为心室颤动(ventricular fibrillation,VF)。心室扑动定义为持续的、快速的、规律的心室跳动,一般 >250 次 /min,经常演变为 VF。VF 定义为不规律的、无序的、快速的心室跳动,不能识别 P 波或者 QRS

波(图 3-9),它是由心室的多个折返波引发的。VF 患者没有有效的心脏输出。

尖端扭转型室性心动过速(TdP)是另外一种形式的严重的室性心动过速(ventricular tachycardia,VT),它是一种先天性或获得性 Q-T 间期延长的多形性 VT。典型特征包括前驱性 Q-T 间期延长(尤其是 TdP 发生前的最后一次窦性心搏)、心室率为 160~250 次/min、R-R 间期不规则以及每 5~20 次心搏 QRS 轴偏转 180° 的周期变化。TdP 可短暂发作,自行终止。然而,大多数患者会有多次 TdP 发作,如果快速连续复发,有可能进展为 VF 和心脏性猝死(sudden cardiac death,SCD)。

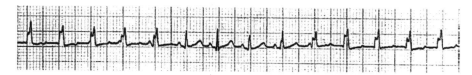

图 3-7　非持续性室性心动过速的心电图

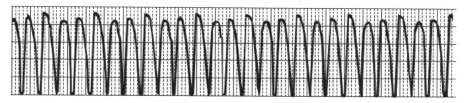

图 3-8　持续性室性心动过速的心电图

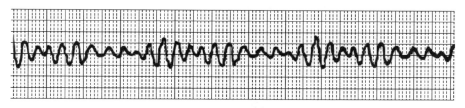

图 3-9　心室颤动的心电图

二、室性心律失常危及生命的评价及治疗策略

对室性心律失常,强调早期识别、安全应用抗心律失常药。室性心律失常是否治疗以及采取什么措施,需要对患者进行全面评估,识别病因,了解心律失常的性质和危害(有无症状、有无晕厥史、每天发作次数等),以决定治疗策略。一般引起室性心律失常的原因主要有结构性心脏病、代谢或电解质紊乱(例如酸中毒、低钾或高钾血症、低镁血症)、药物(例如洋地黄、拟交感胺、抗心

律失常药)、遗传性离子通道异常、运动等。应首先识别并治疗病因,例如纠正代谢和电解质紊乱、停止使用致心律失常的药物、治疗原发病等。

危及生命的室性心动过速主要有持续性室性心动过速、TdP 和心室颤动,它们都存在危险因素,应该入院进行十二导联心电图测试、动态心电图监测、超声心动图检查,必要时进行平板运动负荷试验和电生理评估。

三、室性期前收缩

PVC 较常见,当采用 24 小时动态心电图监测时,高达 80% 的看似健康的人群存在 PVC,其患病率随年龄而增加,它既可以发生于无结构性心脏病的患者,也常见于多种器质性心脏病患者。最常见的症状主要是心悸,以及 PVC 后停顿带来的心脏停搏感。PVC 患者的治疗取决于有无症状和 PVC 量的负荷、有无结构性心脏病、心功能状态、有无遗传性离子通道病等。

在正常心脏的人群中偶发的 PVC 绝大多数几乎无症状,极少导致血流动力学紊乱。无症状的健康心脏人群的 PVC 不应治疗,有症状的 PVC、PVC 频繁发作(>10 000 次 /24h 可导致心肌病等不良预后)可开始治疗。无结构性心脏病的患者首选 β 受体拮抗剂,少数患者也可选用非二氢吡啶类钙通道阻滞剂治疗,对 β 受体拮抗剂或钙通道阻滞剂治疗无效或不能耐受的患者才选用 I C 类(如氟卡尼和普罗帕酮)、Ⅲ类和射频消融术。

PVC 引起 SCD 的危险因素主要有心肌梗死后并发左室射血分数(left ventricular ejection fraction,LVEF)<40% 的患者。据估计,心肌梗死患者死亡率的 50% 是由于 SCD。有临床试验使用 I C 类抗心律失常药治疗心肌梗死后室性期前收缩,结果显示,虽然能够有效治疗室性期前收缩,但是明显增加总死亡率和心脏停搏的发生率,死亡原因包括心律失常,说明 I C 类抗心律失常药对心肌梗死后的室性期前收缩有致心律失常作用,总的危害大于收益,所以禁止在心肌梗死后的患者使用 I C 类抗心律失常药治疗室性期前收缩。多个荟萃分析证明,心肌梗死后的患者使用 β 受体拮抗剂,能有效减少心肌梗死的再次发作以及降低死亡率,而降低死亡率主要归因于减少由于心律失常如 VT 导致的 SCD 的获益。因此指南建议,在心肌梗死后的最初 24 小时,应该常规使用 β 受体拮抗剂,预防早期 VF 发生。长期口服能起到二级预防的作用,特别是 LVEF 下降的患者。胺碘酮能够有效减少室性心律失常的发生和降低心脏死亡率,但是它不会降低也不会增加总体死亡率。对一些高危的心肌梗死患者,如果不能使用 β 受体拮抗剂,或者有当用了 β 受体拮抗剂一线治疗药物以后仍有心律失常的额外风险的话,那么可以给予胺碘酮。

许多中药制剂都有恢复正常心脏节律的作用,但是对大多数药物还缺乏人体试验的有效性。目前有临床试验证明对室性心律失常有效的主要有参松养心胶囊、稳心颗粒,基于研究证据和我国患者的特点,《2016 室性心律失常中国专家共识》推荐,对未合并或合并有结构性心脏病的症状性 PVC 患者可应用参松养心胶囊治疗。在食物及补品方面,目前还缺乏足够的证据证明 ω-3 多不饱和脂肪酸(n-3 PUFAs)、辅酶 Q_{10} 和 L- 肉毒碱对减少室性心律失常是有效的。

审方要点:①ⅠC 类抗心律失常药可非常有效地抑制 PVC,然而禁用于有结构性心脏病,特别是冠状动脉粥样硬化性心脏病患者,因为可能致心律失常并增加死亡率。②结构性心脏病患者,特别是心肌梗死或心力衰竭患者首选 β 受体拮抗剂,如果 β 受体拮抗剂使用以后仍有心律失常的额外风险的话,可以联合使用胺碘酮。β 受体拮抗剂和胺碘酮联用应提醒医师严格把握联用指征,密切监测患者的心率以及缓慢性心律失常引发的症状,必要时监测心电图。③不推荐对无症状的 PVC 患者进行常规胺碘酮治疗,因为它不能显著降低总体死亡率,并且可能有副作用。④ β 受体拮抗剂治疗无结构性心脏病患者的 PVC 时,应采用能缓解症状的最低剂量以将不良反应降到最低。但治疗结构性心脏病患者的 PVC 时,如既往有心肌梗死或心力衰竭的患者,则应逐步调整剂量至患者能耐受的治疗基础疾病的最大推荐剂量。

四、非持续性室性心动过速

一般正常人很少发生室性心动过速,如果发现,需要寻找是否有结构性心脏病,包括缺血性心脏病和非缺血性心脏病,后者主要有扩张型心肌病、肥厚型心肌病、主动脉狭窄等。有症状的 NSVT 患者通常应该给予 β 受体拮抗剂作为一线治疗选择,需注意的是 β 受体拮抗剂都是指选择性 $β_1$ 受体拮抗剂(如美托洛尔 50~200mg/d 和卡维地洛 12.5~50mg/d),不能选用含有内在拟交感活性的 β 受体拮抗剂如吲哚洛尔等,因为它们没有显示出对心肌梗死后的患者有心脏保护作用。肥厚型心肌病患者使用 β 受体拮抗剂后仍有症状或者不能耐受 β 受体拮抗剂的 NSVT 患者可添加非二氢吡啶类钙通道阻滞剂(如维拉帕米 360~480mg/d 和地尔硫䓬 240~360mg/d)。抗心律失常药通常仅用于使用 β 受体拮抗剂后仍有严重症状的 NSVT 患者,并且这些患者不适合导管消融术治疗 VT。一般首先选择胺碘酮(200mg,一日 2 次,连用 1 周,之后 200mg/d),也可选择美西律(200~300mg,每 8 小时 1 次),但抗心律失常药需要仔细监测,尤其是在有结构性心脏病的患者中。除药物外,还可选择射频消融、ICD(心肌病伴 LVEF<35%、晕厥史)。

五、持续性室性心动过速

SuVT 需紧急处理,及早终止,以免进展为 VF,造成生命危险。血流动力学不稳定者应该立即同步化电复律,血流动力学稳定者应使用抗心律失常药。

可选用：①静脉给予利多卡因 1~1.5mg/kg，通常为 75~100mg，以 25~50mg/min 给药；必要时可每 5~10 分钟重复给予低剂量（0.5~0.75mg/kg），在急性心肌缺血或心肌梗死时可能更有效。如果 VT 终止，则通常不持续输注；如果 VT 复发，则可开始以 1~4mg/min 持续静脉输注。最大总剂量为 1 小时输注 3mg/kg（300mg）。输注 24 小时后，神经毒性的发生率大大增加。②静脉给予普鲁卡因胺 20~50mg/min，同时密切监测血压（每 5~10 分钟 1 次），直至心律失常终止、出现低血压、QRS 时限延长超过 50%，或者总剂量达到 15~17mg/kg 为止。一旦 VT 终止，通常不必继续维持输注，但如果 VT 复发，则可重新或继续使用普鲁卡因胺。③静脉给予胺碘酮，10 分钟静脉给予 150mg，然后以 1mg/min 持续给予 6 小时，之后通常 0.5mg/min 再静脉输注 18 小时或 18 小时以上。对复发的或难治的 SuVT，每 10~15 分钟可重复给予 150mg（10 分钟内），24 小时内的最大总剂量为 2.2g。必须严密监测血压，当过快给予胺碘酮时可引起低血压。对 VT 频繁复发的患者应持续输注，并考虑开始使用口服抗心律失常药或行射频消融术。口服胺碘酮通常要与静脉给予胺碘酮有 24~48 小时的重叠期。大剂量口服胺碘酮负荷剂量（200mg b.i.d.~t.i.d.）可持续长达 7~10 日，之后减至维持剂量（200mg/d）。静脉给予和口服胺碘酮负荷剂量的持续时间取决于临床效果和患者对该药的耐受情况。④索他洛尔 1~1.5mg/kg（或 100mg），10~20mg/min 输注，观察有无心动过缓、低血压或其他可由索他洛尔引起的心律失常如 TdP，必要时可在 6 小时后重复给予该剂量。辅助应用 β 受体拮抗剂是减少 SuVT 交感神经兴奋的有效措施，尤其对短时间内 VT 频繁复发的患者（如 VT "风暴"）。

静脉给予胺碘酮起效比普鲁卡因胺和利多卡因慢，但可提高难治性 SuVT 的转复率，并减少转复后的复发。普鲁卡因胺的优势在于即使不能终止 VT，也能减慢 VT，因此常会使血流动力学更稳定，而利多卡因通常不会减慢 SuVT。普鲁卡因胺能终止 50% 以上的 SuVT 发作，而利多卡因通常仅能终止 10%~20%。

几乎所有具有 SuVT 史的患者都适合植入 ICD 来治疗复发性 VT 和降低 SCD 的风险，可采用导管/手术消融减少 ICD 放电次数。审方要点：①几乎所有发生 SuVT 的患者都有使用 β 受体拮抗剂的指征，包括既往心肌梗死患者、左室收缩功能下降的心力衰竭患者等。β 受体拮抗剂可以在一定程度上预防复发性 SuVT。除 β 受体拮抗剂外，没有证实其他抗心律失常药能降低 SuVT 患者的死亡率。②抗心律失常药仅长期使用于 ICD 频繁放电的患者（为了减少 ICD 放电次数引起的不适）以及拒绝消融和植入 ICD 的 SuVT 复发患者，以改善生存质量。存在心力衰竭和/或结构性心脏病时可选择的抗心律失常药很少，主要为胺碘酮和美西律。抗心律失常药中，胺碘酮预防复发性 SuVT 最有效。

六、无结构性心脏病患者伴室性心律失常

无结构性心脏病患者伴室性心律失常是指在心脏结构正常且无短暂或可逆的致心律失常因素情况下发生的,可能存在分子和组织水平的异常(例如心肌离子通道或结构蛋白紊乱),包括无生命危险的和有生命危险的室性心律失常。

无生命危险的室性心律失常如流出道室性心律失常常见于年轻女性,又称为腺苷敏感性室性心律失常,可无症状或出现心悸、胸痛、呼吸困难,甚至晕厥。无症状或症状轻微者不予药物治疗;有症者可长期口服 β₁ 受体拮抗剂、非二氢吡啶类钙通道阻滞剂、Ⅰ或Ⅲ类抗心律失常药,也可选择参松养心胶囊治疗。射频消融适用于药物治疗无效或不耐受者。

有生命危险的室性心律失常如长 Q-T 间期综合征(LQTs)的主要治疗方法是抗交感神经治疗、ICD 和心脏起搏器等。短 Q-T 间期综合征(SQTs)可发展为 AF、VT 和 SCD,治疗经验非常有限,奎尼丁可能有效,建议植入 ICD 作为一级和二级预防。Brugada 综合征多发生在年轻男性,常有晕厥或 SCD 家族史,无先兆发作,发作时心电监测几乎均为 VF。ICD 适用于心电图有典型的 Brugada 波、晕厥、心搏骤停的幸存者,低剂量的奎尼丁可用于 ICD 术后的患者,导管消融可防止少数患者发生 VT。儿茶酚胺敏感性多形性室性心动过速、特发性 VF 需行 ICD 治疗。

七、缓慢性心律失常伴室性心律失常

缓慢性心律失常包括病态窦房结综合征、房室传导阻滞等,如伴有室性心律失常时,治疗上存在一定的矛盾。β 受体拮抗剂、胺碘酮可减慢心率,不宜选用,除非对有起搏治疗指征的患者,选择起搏治疗后,方可同时联合上述药物治疗,控制室性心律失常。也可应用心脏起搏联合导管消融、植入 ICD 等治疗策略。参松养心胶囊可用于窦性心动过缓伴室性期前收缩的患者。

第七节 心律失常处方审核要点及处方审核案例详解

一、延长 Q-Tc 间期、引起尖端扭转型室性心律失常风险的抗心律失常药

Ⅰ A 和Ⅲ类抗心律失常药会延长 Q-T 间期,增加 TdP 的风险,进而进展到 VF,引起 SCD。所以在审核含有 Ⅰ A 类如奎尼丁、Ⅲ类如索他洛尔等抗心律失常药处方时,要特别注意有没有其他因素增加抗心律失常药引起 TdP 的风险。

审方要点:①除抗心律失常药外,其他引起 TdP 风险的药物有抗生素如大环内酯类(红霉素、克拉霉素)和氟喹诺酮类(其中环丙沙星的相对风险最低)、

三唑类抗真菌药、美沙酮、抗精神病药氟哌啶醇(其中新型抗精神病药的风险相对减少)、三环类抗抑郁药、西酞普兰、促胃动力药(西沙必利、多潘立酮)、没有中枢抑制作用的抗组胺类(特非那定、咪唑斯汀)、三氧化二砷等,应避免合用。②应避免联用存在药动学相互作用的药物,如抑制肝药酶代谢的药物和食物,例如葡萄柚汁(CYP3A4抑制剂)会增加经肝脏代谢(特别是经CYP3A4代谢)的抗心律失常药的血药浓度。③疾病状态增加抗心律失常药引起TdP的风险。禁用于Q-Tc间期延长(>500毫秒)、明显的电解质紊乱(低镁、低钾、低钙)、明显的心动过缓和房室传导阻滞、中至重度肝功能受损患者,ⅠA类禁用于心力衰竭和缺血性心脏病患者,索他洛尔禁用于肌酐清除率<40ml/min者。Ⅲ类中的胺碘酮和决奈达隆可显著延长Q-T间期,但与其他Ⅲ类抗心律失常药不同的是很少引发TdP,除非是与ⅠA类等可导致TdP的药物联用或出现低钾血症时。一旦发生TdP,无论血镁水平如何,都可以通过补镁治疗,也可以给予ⅠB类不延长Q-T间期的抗心律失常药(美西律、利多卡因)治疗。

案例 25

【处方描述】

性别:女　年龄:65岁

临床诊断:心肌梗死;室性心动过速。

处方内容:

阿司匹林肠溶片	100mg	q.d.	p.o.
氯吡格雷片	75mg	q.d.	p.o.
盐酸普罗帕酮片	100mg	t.i.d.	p.o.

【处方问题】遴选药品不适宜。

【机制分析】普罗帕酮为ⅠC类抗心律失常药,不主张用于心肌梗死等器质性心脏病患者。本处方属遴选药品不适宜。

【干预建议】停用普罗帕酮,根据患者的具体情况选用其他药物如β受体拮抗剂治疗室性心动过速。

二、心力衰竭患者抗心律失常药的使用限制

心律失常常继发于结构性心脏病,特别是心力衰竭患者。心力衰竭患者死亡的第二大原因就是心律失常,心力衰竭患者常发生室性心律失常、心动过缓、停搏以及AF。心力衰竭患者中使用抗心律失常药,主要考虑的是长期使用的安全性以及对心功能的影响。目前的循证医学证据证明,只要是作用于离

子通道的抗心律失常药,对心力衰竭患者均不能改善预后,甚至增加死亡率,再加上大多数抗心律失常药具有负性肌力作用,因此大部分抗心律失常药不能用于心力衰竭患者,特别是长期使用。

审方要点:①Ⅰ类,Ⅲ类药物中的索他洛尔、决奈达隆和Ⅳ类药物不能用于心力衰竭患者。②目前循证证据证明长期使用能改善心力衰竭患者的 SCD 发生率,并且能改善全因死亡率的只有 β 受体拮抗剂。③胺碘酮能够有效降低心律失常的发生率,但并不降低全因死亡率,因此在 β 受体拮抗剂效果不佳或者不能耐受的情况下可以使用胺碘酮。胺碘酮主要用于心房颤动复律和维持 AF 的窦性心律,终止症状性的、快速性室性心律失常。④伊伐布雷定是一种选择性作用于窦房结的抑制剂,主要用于控制心力衰竭患者的窦性心律,使用的前提是慢性稳定型心力衰竭患者(LVEF<35%)、窦性心律、心率 ≥ 70 次 / min、β 受体拮抗剂不能耐受或者效果不佳时。伊伐布雷定通过 CYP3A4 代谢,禁止与强效 CYP3A4 诱导剂和抑制剂合用,禁止与非二氢吡啶类钙通道阻滞剂合用。⑤参松养心胶囊可以用于心力衰竭患者。

三、缓慢性心律失常、传导阻滞患者抗心律失常药的使用限制

审方时要关注缓慢性心律失常、高度房室传导阻滞(二度和三度)、没有安装起搏器的病窦综合征以及预激综合征合并 AF 的患者,他们不能使用所有有房室结阻滞作用的药物,包括 β 受体拮抗剂、非二氢吡啶类钙通道阻滞剂、胺碘酮、决奈达隆、洋地黄制剂(如地高辛)、腺苷等。长期口服时需把握上述药物相互之间联合使用的指征,以防药物导致或加重缓慢性心律失常和房室传导阻滞。

四、胺碘酮的剂量、相互作用和不良反应

长期使用胺碘酮需注意胺碘酮的相互作用和不良反应。审方要点:①审剂量。胺碘酮的体内半衰期长达 20~100 天,不良反应和它的剂量以及累积剂量相关。最严重的不良反应是肺毒性(肺纤维化、间质性肺炎等)、肝毒性、甲状腺功能的改变,其次会引起光敏反应和皮肤色素减退、角膜色素沉淀以及中枢神经系统的震颤和共济失调等。胺碘酮起效慢,需要负荷剂量。对静脉用胺碘酮不超过 1 周或从未接受过静脉用胺碘酮的患者,开始口服治疗时应给予全负荷剂量的胺碘酮,即 400~1 200mg/d,一般分 2~3 次给予,随餐服用,以尽量减轻消化道副作用;然后减至 200mg/d 的常规维持剂量。常规可给予 200mg t.i.d.,1 周后改为 200mg b.i.d.1 周,最后改为维持剂量 200mg q.d.;或者总的负荷剂量不能超过 10~15g。对静脉用胺碘酮已有 1~2 周的患者,开始口服治疗时可给予中等维持剂量的胺碘酮,即 400~800mg/d,然后减至 200mg/d 的常规维持剂量,总的负荷剂量不能超过 10~15g。对接受静脉用胺碘酮已超

过 2 周的患者,可一开始即以 200mg/d 的剂量开始口服胺碘酮维持治疗。因 SuVT 和 AF 等适应证长期使用胺碘酮的患者,应评估肺、肝、甲状腺、皮肤和眼的基线状况,并定期复查,尽量寻找最低有效剂量来降低不良反应和毒性的风险。②审禁忌人群。对甲状腺功能减退或者甲状腺功能亢进的患者,胺碘酮不适合使用,为相对禁忌证,应提醒处方医师再次评估是否使用。胺碘酮有钙通道阻滞活性,可直接引起窦性心动过缓和房室结传导阻滞,对未安装起搏器的病窦综合征和二度及二度以上房室传导阻滞患者,以及 WPW 综合征并发 AF 的患者禁用。③审相互作用。首先胺碘酮为 Ⅲ 类抗心律失常药,虽然它引起的 TdP 的危害相对来说比较小,但在存在其他致 Q-T 间期延长因素的患者中如低钾血症、低镁血症,以及同时使用某些同样有 TdP 发生风险的药物时 TdP 的发生风险会明显增加,所以禁止与 Ⅰ A 和 Ⅲ 类抗心律失常药、舒托必利等第一代抗精神病药、多潘立酮、莫西沙星、左氧氟沙星、司帕沙星、克拉霉素、红霉素、西酞普兰、喹硫平、匹莫齐特、葡萄柚汁等合用;其次胺碘酮还是多种 CYP450 酶抑制剂和 P 糖蛋白抑制剂,且血浆蛋白结合率 >96%,所以有一些药物和胺碘酮合用时可能需要调整剂量,如辛伐他汀的日剂量不能超过 20mg、达比加群酯的剂量减为 110mg b.i.d.、华法林的剂量常需降低至少 25%、地高辛的血药浓度需要减少 30%~50%。④审配伍。静脉使用时要注意配伍,它只能和 5% 葡萄糖注射液配伍,不能和生理盐水或者是林格液等配伍,后者影响胺碘酮的稳定性。⑤审适应证。开具胺碘酮一定要注明心律失常的相关诊断。长期使用胺碘酮的适应证主要有 AF、VT 等。

案例 26

【处方描述】

性别:女　年龄:79 岁

临床诊断:冠状动脉粥样硬化性心脏病;心房颤动。

处方内容:

盐酸胺碘酮片	0.2g	q.d.	p.o.
辛伐他汀分散片	40mg	q.n.	p.o.
硫酸氢氯吡格雷	75mg	q.d.	p.o.

【处方问题】用法、用量不适宜。

【机制分析】胺碘酮可增加经 CYP3A4 代谢的他汀类药物如辛伐他汀、阿托伐他汀和洛伐他汀的血药浓度,从而增加他汀类药物的肌肉毒性风险,需要降低这些他汀类药物的剂量。本处方属用法、用量不适宜。

【干预建议】与胺碘酮合用时,辛伐他汀的日剂量应 ≤ 20mg 或换用与胺碘酮无相互作用的他汀类药物如普伐他汀和匹伐他汀。

案例 27

【处方描述】

性别:女　年龄:87 岁

临床诊断:冠心病心律失常型;慢性肾脏病 5 期;甲状腺功能减退。

处方内容:

重组人促红素注射液	6 000U	每周 1 次	i.h.
苯磺酸氨氯地平片	5mg	q.d.	p.o.
盐酸胺碘酮片	0.2g	b.i.d.	p.o.
左甲状腺素钠片	75μg	q.d.	p.o.
兰索拉唑口崩片	30mg	q.d.	p.o.

【处方问题】遴选药品不适宜;用法、用量不适宜。

【机制分析】①心律失常未注明具体类型;②胺碘酮可加重甲状腺功能异常,甲状腺功能异常患者禁止使用胺碘酮;③长期使用胺碘酮的日剂量一般为 0.2g q.d.;④冠心病并发的心律失常,如为室性心律失常首选 β 受体拮抗剂。本处方属遴选药品不适宜,用法、用量不适宜。

【干预建议】补充心律失常的具体诊断;该患者为甲状腺功能减退患者,胺碘酮不宜使用,建议停用胺碘酮,并确定是否可更改为其他类型的抗心律失常药,如 β 受体拮抗剂。

案例 28

【处方描述】

性别:女　年龄:77 岁

临床诊断:冠心病;阵发性室上性心动过速。

处方内容:

盐酸胺碘酮片	200mg	q.d.	p.o.
阿托伐他汀钙片	10mg	q.d.	p.o.
雷贝拉唑钠肠溶胶囊	20mg	q.d.	p.o.
铝碳酸镁片	0.5g	t.i.d.	p.o.
多潘立酮片	10mg	t.i.d.	p.o.

【处方问题】联合用药不适宜;遴选药品不适宜。

【机制分析】①胺碘酮禁止与多潘立酮合用,胺碘酮和多潘立酮都可引起Q-T间期延长,联合应用有引发威胁生命的TdP的风险。②胺碘酮不用于阵发性室上性心动过速,因为胺碘酮起效慢,且长期使用的副作用大。阵发性室上性心动过速常不需要使用抗心律失常药预防,如发作频繁,可选用β受体拮抗剂。本处方属联合用药不适宜、遴选药品不适宜。

【干预建议】胺碘酮禁止与多潘立酮合用;阵发性室上性心动过速不建议使用胺碘酮长期预防,如需使用抗心律失常药,建议选用β受体拮抗剂。

案例29
【处方描述】

性别:男　年龄:59岁
临床诊断:十二指肠溃疡;室性心动过速。
处方内容:

泮托拉唑肠溶片	40mg	q.d.	p.o.
丽珠维三联	4片	b.i.d.	p.o.
胺碘酮片	0.2g	q.d.	p.o.

【处方问题】联合用药不适宜;遴选药品不适宜。

【机制分析】①丽珠维三联含克拉霉素,胺碘酮禁止与克拉霉素合用,胺碘酮和克拉霉素都可引起Q-T间期延长,联合应用有引发威胁生命的TdP的风险;②胺碘酮可用于室性心动过速的长期治疗,但首选β受体拮抗剂,如β受体拮抗剂不能耐受或效果不佳时才选用胺碘酮。本处方属联合用药不适宜、遴选药品不适宜。

【干预建议】胺碘酮禁止与丽珠维三联中的克拉霉素合用;由于患者将进行14天的幽门螺杆菌根除治疗,而胺碘酮的半衰期长,即便停用了,也不能在体内很快消除,故建议换用不含克拉霉素的根治幽门螺杆菌的治疗方案。

案例30
【处方描述】

性别:女　年龄:56岁
临床诊断:抑郁症;心律失常。
处方内容:

盐酸胺碘酮片	200mg	q.d.	p.o.
西酞普兰片	20mg	q.d.	p.o.

【处方问题】联合用药不适宜。

【机制分析】①胺碘酮禁止与西酞普兰合用,胺碘酮和西酞普兰都可引起Q-T间期延长,联合应用有引发威胁生命的TdP的风险;②心律失常应标明具体类型。本处方属于联合用药不适宜。

【干预建议】补充心律失常的具体类型;将西酞普兰换为其他抗抑郁药如帕罗西汀或文拉法辛等。

案例 31
【处方描述】

性别:女　年龄:53 岁

临床诊断:眩晕病;高尿酸血症;高血压。

处方内容:

马来酸左旋氨氯地平片	2.5mg	q.d.	p.o.
盐酸胺碘酮片	0.2g	q.d.	p.o.
奋乃静片	2mg	b.i.d.	p.o.
氟哌噻吨美利曲辛片	10.5mg	q.d.	p.o.

【处方问题】适应证不适宜;联合用药不适宜。

【机制分析】①使用胺碘酮需用相关的心律失常诊断,使用奋乃静和氟哌噻吨美利曲辛片应有相关的精神(情感)障碍诊断;②胺碘酮禁止与氟哌噻吨美利曲辛片合用,胺碘酮和氟哌噻吨美利曲辛片都可引起Q-T间期延长,联合应用有引发威胁生命的TdP的风险。本处方属适应证不适宜、联合用药不适宜。

【干预建议】补充心律失常的具体类型;停用氟哌噻吨美利曲辛片。

案例 32
【处方描述】

性别:男　年龄:51 岁

临床诊断:精神分裂症;室性心动过速。

处方内容:

氯丙嗪片	25mg	t.i.d.	p.o.
胺碘酮	0.2g	b.i.d.	p.o.
苯海索片	2mg	b.i.d.	p.o.

【处方问题】用法、用量不适宜;联合用药不适宜;遴选药品不适宜。

【机制分析】①胺碘酮长期维持治疗,0.2g b.i.d. 的剂量偏大;②氯丙嗪可增加胺碘酮延长 Q-T 间期的作用,应谨慎合用,如必须合用,应密切监测 Q-T 间期以及防止其他引发 Q-T 间期延长的危险因素如电解质紊乱等;③胺碘酮可用于室性心动过速的长期治疗,但首选 β 受体拮抗剂,如 β 受体拮抗剂不能耐受或效果不佳时才选用胺碘酮。本处方属用法、用量不适宜,联合用药不适宜,遴选药品不适宜。

【干预建议】再次确认胺碘酮的剂量;密切监测 Q-T 间期;根据情况最好将胺碘酮换为 β 受体拮抗剂。

案例 33

【处方描述】

性别:男　年龄:58 岁

临床诊断:室性心律失常;胃食管反流。

处方内容:

盐酸胺碘酮片	0.2g	q.d.	p.o.
西沙必利片	10mg	t.i.d.	p.o.

【处方问题】联合用药不适宜;遴选药品不适宜。

【机制分析】①西沙必利可增加胺碘酮延长 Q-T 间期的作用,应谨慎合用;②胺碘酮可用于室性心律失常的长期治疗,但首选 β 受体拮抗剂,如 β 受体拮抗剂不能耐受或效果不佳时才选用胺碘酮。本处方属联合用药不适宜、遴选药品不适宜。

【干预建议】将西沙必利换为与胺碘酮无相互作用的莫沙必利;根据情况最好将胺碘酮换为 β 受体拮抗剂。

案例 34

【处方描述】

性别:男　年龄:40 岁

临床诊断:癫痫;心房颤动;高脂血症。

处方内容:

盐酸胺碘酮片	15mg	b.i.d.	p.o.
苯妥英钠片	0.1g	t.i.d.	p.o.
阿托伐他汀钙片	10mg	q.d.	p.o.

【处方问题】联合用药不适宜;用法、用量不适宜。

【机制分析】①相互作用:胺碘酮能增加苯妥英钠的浓度,苯妥英钠会减少胺碘酮的浓度;②胺碘酮的剂量偏小。本处方属联合用药不适宜,用法、用量不适宜。

【干预建议】胺碘酮的剂量小,苯妥英钠又将减少胺碘酮的浓度,故胺碘酮该剂量很难达到其应有的药理作用,建议调整胺碘酮的剂量;监测苯妥英钠的血药浓度,防止因为胺碘酮的肝药酶抑制作用而导致苯妥英钠中毒。

案例 35
【处方描述】

性别:女 年龄:68 岁

临床诊断:心房颤动;碘过敏史。

处方内容:

盐酸胺碘酮片	0.2g	b.i.d.	p.o.

【处方问题】遴选药品不适宜;用法、用量不适宜。

【机制分析】①胺碘酮禁用于对碘过敏的患者;②胺碘酮长期用药的剂量过大,应为 0.2g q.d.。本处方属遴选药品不适宜,用法、用量不适宜。

【干预建议】停用胺碘酮。

案例 36
【处方描述】

性别:女 年龄:53 岁

临床诊断:心悸。

处方内容:

0.9% 氯化钠注射液	30ml	q.d.	iv.gtt
盐酸胺碘酮注射液(可达龙)	150mg	q.d.	iv.gtt

【处方问题】溶媒选择不适宜。

【机制分析】胺碘酮注射液只能和 5% 葡萄糖注射液配伍使用,与生理盐水配伍影响胺碘酮的稳定性和疗效。本处方属于溶媒选择不适宜。

【干预建议】更改溶媒为 5% 葡萄糖注射液。

案例 37
【处方描述】

性别:女   年龄:29 岁

临床诊断:心律失常;中孕。

处方内容:

盐酸胺碘酮片   0.2g   t.i.d.   p.o.

【处方问题】遴选药品不适宜;用法、用量不适宜。

【机制分析】①没有注明具体的心律失常类型;②妊娠期使用胺碘酮会导致新生儿甲状腺功能减退和亢进,只在某些情况下(如孕妇存在严重的、危及生命的疾病,没有更安全的药物可供使用),孕妇用药的获益大于危害时才能使用;③该患者的胺碘酮日剂量超过常规维持剂量。本处方属遴选药品不适宜;用法、用量不适宜。

【干预建议】完善心律失常的具体类型;请再次确认是否必须使用胺碘酮,推荐用安全性相对较好的 β 受体拮抗剂代替;请确认胺碘酮长期使用的日剂量。

案例 38
【处方描述】

性别:男   年龄:76 岁

临床诊断:肺炎;高血压 3 级;心功能不全。

处方内容:

左氧氟沙星氯化钠注射液   0.4g   q.d.   iv.gtt

盐酸胺碘酮片   0.2g   q.d.   p.o.

【处方问题】适应证不适宜;联合用药不适宜。

【机制分析】①适应证不适宜:使用抗心律失常药需要有相应的心律失常诊断;②联合用药不适宜:左氧氟沙星禁止与胺碘酮合用,两者合用使 Q-T 间期延长,从而发生 TdP 的风险。本处方属适应证不适宜、联合用药不适宜。

【干预建议】补充具体的心律失常诊断;左氧氟沙星禁止与胺碘酮合用,建议换用其他非喹诺酮类抗菌药。

案例 39

【处方描述】

性别：男　年龄：68 岁

临床诊断：高血压；冠心病；心功能不全；肠胃炎。

处方内容：

多潘立酮片	10mg	t.i.d.	p.o.
盐酸胺碘酮片	0.2g	b.i.d.	p.o.

【处方问题】适应证不适宜；联合用药不适宜；用法、用量不适宜。

【机制分析】①适应证不适宜：使用抗心律失常药需要有相应的心律失常诊断；②联合用药不适宜：多潘立酮禁止与胺碘酮合用，两者合用使 Q-T 间期延长，从而发生 TdP 的风险；③用法、用量不适宜：胺碘酮长期维持治疗的剂量为 0.2g q.d.，胺碘酮的不良反应与剂量相关。本处方属适应证不适宜，联合用药不适宜，用法、用量不适宜。

【干预建议】补充具体的心律失常诊断；多潘立酮禁止与胺碘酮合用，建议停用多潘立酮；请再次确认胺碘酮长期使用的日剂量。

案例 40

【处方描述】

性别：男　年龄：81 岁

临床诊断：肺部感染。

处方内容：

胺碘酮片	0.2g	t.i.d.	p.o.
莫西沙星片	400mg	q.d.	p.o.

【处方问题】适应证不适宜；联合用药不适宜；用法、用量不适宜。

【机制分析】①适应证不适宜：使用抗心律失常药需要有相应的心律失常诊断；②联合用药不适宜：莫西沙星禁止与胺碘酮合用，两者合用使 Q-T 间期延长，从而发生 TdP 的风险；③用法、用量不适宜：胺碘酮长期维持治疗的剂量为 0.2g q.d.，胺碘酮的不良反应与剂量相关。本处方属适应证不适宜，联合用药不适宜，用法、用量不适宜。

【干预建议】补充具体的心律失常诊断；莫西沙星禁止与胺碘酮合用，建议换用非喹诺酮类抗菌药;请再次确认胺碘酮长期使用的日剂量。

五、决奈达隆的剂量、相互作用和不良反应

决奈达隆和胺碘酮有类似的电生理特性,但是由于它不含有碘,半衰期远小于胺碘酮,约为 24 小时,不容易在体内蓄积,不良反应较胺碘酮小,特别是对甲状腺的不良反应。但是它的局限性在于不能用于射血分数下降的心力衰竭患者(对症状性、特别是纽约心脏分级为Ⅲ和Ⅳ级的近期失代偿性心力衰竭患者,决奈达隆会显著增加该类患者的死亡率;对稳定的、不太严重的心力衰竭患者,尚不确定决奈达隆对心血管并发症和死亡率的影响),而且它不用于 AF 患者的复律和室性心律失常。通常剂量为 400mg b.i.d.,仅用于维持 AF 患者的窦性心律,但效果不如胺碘酮。同样,审方时也要关注剂量、适用人群和相互作用。类似于胺碘酮,决奈达隆也是 CYP450 酶抑制剂(中效 CYP3A4 抑制剂和 CYP2D6 抑制剂)及 P 糖蛋白抑制剂,本身经 CYP3A4 代谢,虽然发生 TdP 的风险相对较小,但与提高决奈达隆血药浓度的药物以及有 TdP 风险的药物合用时 TdP 的发生风险会增加。所以,禁止与强效 CYP3A4 抑制剂(克拉霉素、三唑类抗真菌药、环孢素)、延长 Q-T 间期的药物(吩噻嗪类抗精神病药、多塞平、喹硫平、三环类抗抑郁药、西酞普兰、克拉霉素、红霉素、左氧氟沙星、莫西沙星、司帕沙星、Ⅲ和Ⅰ类抗心律失常药、多潘立酮、拓扑替康、长春新碱)、利福平、苯巴比妥、卡马西平、苯妥英、葡萄柚汁合用,与地高辛(地高辛的剂量需减半)、他克莫司、西罗莫司、华法林、他汀类药物联用时后者需要调整剂量。也有决奈达隆导致肝功能受损的报道,需要复查肝功能。

案例 41
【处方描述】

性别:女　年龄:52 岁
临床诊断:高血压 2 级。
处方内容:

缬沙坦胶囊	80mg	q.d.	p.o.
琥珀酸美托洛尔缓释片	47.5mg	q.d.	p.o.
盐酸普罗帕酮片(心律平)	150mg	t.i.d.	p.o.

【处方问题】适应证不适宜;遴选药品不适宜;联合用药不适宜。

【机制分析】①适应证不适宜:使用抗心律失常药,但缺少心律失常的诊断。②遴选药品不适宜:不主张对器质性心脏病患者使用ⅠC类抗心律失常药,

该患者有高血压,不排除存在高血压心脏病,不建议选用普罗帕酮。③联合用药不适宜:普罗帕酮可显著增加美托洛尔的血药浓度,增加美托洛尔的作用。普罗帕酮具有非选择性 β 受体拮抗剂的作用,两者合用有增加缓慢性心律失常和房室传导阻滞的风险,不建议常规合用。本处方属适应证不适宜、遴选药品不适宜、联合用药不适宜。

【干预建议】补充心律失常的相关诊断;普罗帕酮长期使用有增加室性心律失常的风险,该患者已使用美托洛尔,应权衡利弊,建议停用普罗帕酮。

案例42
【处方描述】

性别:男　年龄:63 岁
临床诊断:心律失常。
处方内容:

地尔硫䓬缓释胶囊	180mg	b.i.d.	p.o.
沙美特罗替卡松粉吸入剂	1 吸	b.i.d.	p.o.
多潘立酮片	10mg	t.i.d.	p.o.(餐前半小时)

【处方问题】联合用药不适宜。

【机制分析】①心律失常的诊断太笼统;②联合用药不适宜:地尔硫䓬禁止与多潘立酮合用,地尔硫䓬为中效 CYP3A4 抑制剂,可提高多潘立酮的血清浓度,从而增加多潘立酮的不良反应,包括 Q-T 间期延长、增加 TdP 的风险。本处方属联合用药不适宜。

【干预建议】心律失常的诊断应具体;地尔硫䓬禁止与多潘立酮合用,建议停用多潘立酮。

案例43
【处方描述】

性别:女　年龄:63 岁
临床诊断:慢性胃炎;急性心肌梗死;室性期前收缩。
处方内容:

富马酸比索洛尔片	2.5mg	q.d.	p.o.
稳心颗粒	9g	b.i.d.	p.o.
氟哌噻吨美利曲辛片	10.5mg	q.d.	p.o.

【处方问题】遴选药品不适宜。

【机制分析】氟哌噻吨美利曲辛片含三环类抗抑郁药,不推荐用于急性心肌梗死患者,不推荐用于缺血性心脏病等伴心律失常的患者。本处方属遴选药品不适宜。

【干预建议】停用氟哌噻吨美利曲辛片。

第八节 小 结

虽然抗心律失常药在临床上广泛使用的品种相对不多,开发的新药也屈指可数,但是抗心律失常药因有其特殊且复杂的药理作用,使用不当易造成严重后果,故安全性是药师在抗心律失常药合理使用防线上的重点关注。药师对抗心律失常药处方审核时需把握以下几个关键点:

1. 注意适应证。使用抗心律失常药(特别是作用于离子通道的抗心律失常药)必须要有相应的确切的心律失常诊断。不是所有心律失常都要用抗心律失常药,特别是长期使用。应审核长期使用的安全性、长期使用的指征,主要用于心房颤动和有症状的室性心律失常。严格把握Ⅰ、Ⅲ类抗心律失常药长期使用的指征。ⅠC类抗心律失常药禁用于结构性心脏病患者,特别是心肌梗死患者。射血分数下降的心力衰竭患者除 β 受体拮抗剂、胺碘酮、洋地黄制剂和伊伐布雷定外,大多数抗心律失常药不能使用。

2. 严控剂量。注意胺碘酮的剂量,避免长期大剂量使用。

3. 严查药物相互作用。一方面抗心律失常药与其他药物之间容易发生药效学和药动学上的有临床意义的相互作用,从而增加抗心律失常药的严重不良反应,即致心律失常作用。另一方面结构性心脏病患者常为慢性病患者,常并发多种疾病,使用的药物多,增加与抗心律失常药发生药物相互作用的概率。相互作用最多的是胺碘酮、非二氢吡啶类钙通道阻滞剂(特别是维拉帕米)、决奈达隆、地高辛、普罗帕酮。ⅠA、Ⅲ类抗心律失常药可致 TdP,审方时应注意药动学及不良反应上的相互作用,以及患者是否存在 TdP 风险增高的疾病状态。β 受体拮抗剂、非二氢吡啶类钙通道阻滞剂、胺碘酮、地高辛等具有负性变时、负性传导作用药物,联用时需严格把握适应证,评估发生缓慢性心律失常和传导阻滞的风险。抗心律失常药联合用药要谨慎,禁止同类药物合用,禁止Ⅲ类抗心律失常药与Ⅰ类抗心律失常药合用。

4. 关注患者的基础疾病、电解质和肝肾功能。同一类型的心律失常,有结构性心脏病与无结构性心脏病患者选择的抗心律失常药常存在差异,一些能在非结构性心脏病患者长期使用的抗心律失常药却不能在患有结构性心脏病的患者中使用,故审方时需要关联患者的相关信息,包括疾病史、药物不良反应史,肝肾功能和电解质等实验室信息。通过审核,及时发现并终止可能给患者带来风险的心律失常不适宜处方。

（郑　萍）

参考文献

［1］ALLDREDGE B K, CORELLI R L, ERNST M E, et al. Koda-Kimble and Young's applied therapeutics: the clinical use of drugs [M]. 10th ed. LWW, 2012.

［2］曹克将,陈明龙,江洪,等.室性心律失常中国专家共识[J].中国心脏起搏与心电生理杂志, 2016, 20 (4): 279-326.

［3］KIRCHHOF P, BENUSSI S, KOTECHA D, et al. 2016 ESC guidelines for the management of atrial fibrillation developed in collaboration with EACTS [J]. Europace, 2016, 18 (11): 1609-1678.

［4］张澍,杨艳敏,黄从新,等.中国心房颤动患者卒中预防规范 (2017)[J].中华心律失常学杂志, 2018, 22 (1): 17-30.

［5］中华医学会心血管病学分会,中华医学会心电生理和起搏分会,中国医师协会心律学专业委员会代表非瓣膜病心房颤动患者新型口服抗凝药的应用专家工作组.非瓣膜病心房颤动患者新型口服抗凝药的应用中国专家共识 [J].中华心律失常学杂志, 2014, 18 (5): 321-329.

［6］ALKHATIB S M, STEVENSON W G, ACKERMAN M J, et al. 2017 AHA/ACC/HRS guideline for management of patients with ventricular arrhythmias and the prevention of sudden cardiac death: a report of the American College of Cardiology/American Heart Association task force on clinical practice guidelines and the Heart Rhythm Society [J]. Heart Rhythm, 2018, 15 (10): e190-e252.

［7］DAN G-A, MARTINEZ-RUBIO A, AGEWALL S, et al. Antiarrhythmic drugs–clinical use and clinical decision making: a consensus document from the European Heart Rhythm Association (EHRA) and European Society of Cardiology (ESC) Working Group on Cardiovascular Pharmacology, endorsed by the Heart Rhythm Society (HRS), Asia-Pacific Heart Rhythm Society (APHRS) and International Society of Cardiovascular Pharmacotherapy (ISCP)[J]. Europace, 2018.

［8］BORIANI G, FAUCHIER L, AGUINAGA L, et al. European Heart Rhythm Association (EHRA) consensus document on management of arrhythmias and cardiac electronic devices in the critically ill and post-surgery patient, endorsed by Heart Rhythm Society (HRS), Asia Pacific Heart Rhythm Society (APHRS), Cardiac Arrhythmia Society of Southern Africa (CASSA), and Latin American Heart Rhythm Society (LAHRS) [J]. Europace, 2019, 21 (1): 7-8.

第四章

冠心病处方审核案例详解

第一节 冠心病概述

一、定义

冠状动脉粥样硬化性心脏病（coronary atherosclerotic heart disease）是指冠状动脉发生粥样硬化引起血管管腔狭窄或阻塞，导致心肌缺血、缺氧而引起的心脏病，简称冠心病（coronary artery heart disease，CHD），又称为缺血性心脏病（ischemic heart disease）。

二、临床分型

临床根据冠心病的发病特点及诊治原则将其分为两大类综合征：①慢性心肌缺血综合征，包括慢性稳定型心绞痛、隐匿型冠心病、缺血性心肌病、陈旧性心肌梗死以及成功接受冠状动脉介入术及冠状动脉手术后。②急性冠脉综合征（acute coronary syndrome，ACS），包括非 ST 段抬高 ACS 和 ST 段抬高 ACS。前者包括非 ST 段抬高心肌梗死（non-ST segment elevation myocardial infarction，NSTEMI）及不稳定型心绞痛（unstable angina pectoris，UAP），后者主要是 ST 段抬高心肌梗死（ST segment elevation myocardial infarction，STEMI）。UAP 是介于慢性稳定型心绞痛（chronic stable angina，CSA）与急性心肌梗死（acute myocardial infarction，AMI）之间的临床综合征，UAP 和 NSTEMI 的治疗原则并无严格区别，故合称为非 ST 段抬高 ACS（NSTE-ACS）。

三、病因及发病机制

冠心病由冠状动脉粥样硬化所致，是动脉壁细胞、血液成分、细胞外基质、局部血流动力学、遗传特征等多种因素参与的结果。流行病学研究发现，高血压、血脂异常、糖尿病、向心性肥胖和吸烟史是冠心病发病的重要危险因素,其他如高龄、男性、遗传史、精神紧张或焦虑、不合理膳食、体力活动少等同样也是冠心病的危险因素。冠心病的病因尚不完全清楚,除上述危险因素外,血脂有关成分、代谢与炎症相关因子、基因多态性和心理因素等被称为冠心病的"新危险因素",解释了一些传统危险因素不能完全解释的冠心病发病机制问题,该理论被用于冠心病的一级和二级预防。以上危险因素除年龄、性别、遗传史等不可改变外,其他均可预防和控制。

冠状动脉粥样硬化的发展过程漫长,始发于冠状动脉血管内皮损伤,血小板激活为最终环节。血小板在损伤的内皮表面黏附、聚集进一步损伤内皮细胞,促发凝血过程形成血栓,阻塞冠状动脉管腔。心肌缺血的症状和预后与冠状动脉病变血管的狭窄程度、部位、斑块的稳定性等多种因素相关。正常情况下,心肌对血液的供需保持动态平衡。当冠状动脉管腔狭窄 <50% 时,心肌供血一般不受影响;当管腔狭窄介于 50%~75% 时,静息时尚可代偿,心肌供血不受影响,而在运动、心动过速、情绪激动时心肌的需氧量增加,可导致短暂的心肌缺血、缺氧,引发慢性稳定型心绞痛。当冠状动脉内粥样斑块破裂或出血,诱发血小板聚集,形成血栓堵塞血管引起持续的心肌缺血、缺氧时,可诱发急性心肌梗死。

四、临床表现及诊断

心绞痛是冠状动脉供血不足导致心肌缺血、缺氧所诱发的一系列临床综合征,为冠心病的常见临床表现。心绞痛主要表现为发作性胸痛,发生位置以胸骨中、上段后部为主,可波及心前区,常向左上肢尺侧、颈部、下颌、上腹部等放射,部分患者甚至出现头痛、牙痛、咽痛、胃痛等不典型的症状。胸痛的性质可为压榨性、闷胀性、紧迫或烧灼感,病情严重者甚至有气管或喉部压迫或阻塞性窒息感。冠心病不同临床分型的临床表现不同,包括心绞痛发作的诱因、强度、频率以及胸痛的性质、持续时间、缓解因素等。心电图、心肌酶(肌钙蛋白 T、肌酸激酶同工酶等)、心脏超声、放射性核素检查、平板负荷运动、冠状动脉 CT、冠状动脉造影等辅助检查可用于冠心病的诊断。冠状动脉造影是诊断冠心病的金标准,冠状动脉造影显示冠状动脉管腔狭窄 >50% 即可诊断为冠心病。慢性稳定型心绞痛、非 ST 段抬高 ACS(UAP 和 NSTEMI)、ST 段抬高 ACS(STEMI)这 3 类冠心病的发病基础不同,需根据临床表现、辅助检查等进行鉴别诊断,具体见表 4-1。

表 4-1　冠心病的鉴别诊断

冠心病类型	发病基础	临床表现	鉴别诊断
慢性稳定型心绞痛	稳定斑块导致冠状动脉管腔狭窄 50%~75%,引起供血减少	1~3 个月内无明显变化	有临床表现与心肌缺血的客观证据(心电图、心脏超声、放射性核素检查、冠状动脉 CT 及冠状动脉造影等)
非 ST 抬高 ACS(UAP 和 NSTEMI)	易损斑块破裂导致不完全闭塞性血栓形成(白色血栓)	1 个月内有明显变化	同上,且心电图无 ST 段抬高;肌钙蛋白(cTnT)正常为 UAP;cTnT 水平升高为 NSTEMI
ST 抬高 ACS(STEMI)	易损斑块破裂导致完全闭塞性血栓形成(红色血栓)	胸痛或等同症状持续时间超过 30 分钟,含服硝酸甘油不缓解	胸痛或等同症状持续时间超过 30 分钟;至少 2 个相邻导联 ST 段抬高;心肌坏死标志物(如 cTnT 与 CK-MB)水平升高

注:临床表现是指胸痛或等同症状发作的性质、频率、部位、持续时间及诱发胸痛发作的劳力程度、含服硝酸甘油的起效时间。

第二节　冠心病治疗原则

一、慢性稳定型心绞痛的治疗原则

(一) 抗心肌缺血治疗

降低心肌氧耗量、改善动脉血供、减轻心绞痛发作症状、减少心绞痛发作频次,从而提高患者的活动耐量和改善生活质量是稳定型心绞痛患者的主要治疗目标。抗心肌缺血的一线药物包括 β 受体拮抗剂、硝酸酯类药物和钙通道阻滞剂(CCB),二线药物主要有尼可地尔、伊伐布雷定以及曲美他嗪。

(二) 稳定斑块,防止斑块破裂、出血进展为 ACS 事件

部分慢性稳定型心绞痛可进展为 ACS 事件,给予药物治疗进行预防,可降低心肌梗死的发生率和死亡率。治疗药物包括抗血小板药、调血脂药、血管紧张素转换酶抑制药(ACEI)、β 受体拮抗剂等。

(三) 危险因素控制及二级预防

对冠心病患者进行有效的危险因素控制和二级预防,可显著减少冠状动脉不良事件的发生率。冠心病的二级预防为方便记忆可以用 A、B、C、D、E 五

个字母进行总结,A 为抗血小板治疗(antiplatelet therapy,如阿司匹林或氯吡格雷)和使用血管紧张素转换酶抑制药(angiotensin converting enzyme inhibitor,ACEI),B 为使用 β 受体拮抗剂(β-blocker)与血压控制(blood pressure control),C 为戒烟(cigarette quitting)与降脂(cholesterol lowering),D 为合理饮食(diet)与控制糖尿病(diabetes control),E 为运动(exercise)与教育(education)。

二、不稳定型心绞痛和非 ST 段抬高心肌梗死的治疗原则

(一)进行危险分层决定是否需要血运重建治疗

诊断为 UAP 和 NSTEMI 的患者是否需要进行、何时进行血运重建手术治疗(介入或手术治疗),需使用确定的风险评分模型进行预后评估,根据危险分层采取不同的治疗策略(保守药物治疗或血运重建),以改善心肌缺血、缺氧症状。评分高危患者以冠状动脉血运重建治疗为主,低危患者一般以药物治疗为主。目前,对 NSTE-ACS 的危险分层有数个评分模型。GRACE 风险评分识别精度高,对预测住院期间及 6 个月内的病死率具有一定意义。GRACE 风险评估参数包括年龄、血压、心率、血清肌酐、就诊时的 Killip 分级、入院时是否心搏骤停、肌钙蛋白水平和 ST 段变化等。对评分极高危患者宜选择紧急侵入治疗(<2 小时),高危患者选择早期侵入治疗(<24 小时),中危患者(或无创检查提示症状或缺血反复发作)选择侵入治疗(<72 小时),低危患者可择期侵入治疗或重新无创检查评估缺血证据。

(二)抗栓不溶栓

UAP/NSTEMI 患者的冠状动脉管腔未完全闭塞,易损斑块形成白色血栓,其主要由聚集呈珊瑚状的血小板小梁构成,又称血小板血栓。STEMI 患者的冠状动脉血流非常慢甚至停止,管腔完全闭塞,产生红色血栓,主要成分为纤维蛋白和红细胞。溶栓药物为纤维蛋白溶解药,适用于产生红色血栓的 STEMI 患者。UAP/NSTEMI 患者使用溶栓药物反而可能激活凝血系统,促使血栓脱落进展为更严重的闭塞型血栓。溶栓治疗对 UAP/NSTEMI 患者有害无益,此类冠心病患者宜选择抗血小板和抗凝血药进行抗栓治疗。

(三)他汀类药物早期干预

血脂异常是冠心病的重要危险因素,降低胆固醇(cholesterol,TC),尤其是低密度脂蛋白胆固醇(low density lipoprotein-cholesterol,LDL-C)与降低冠心病的病死率和总死亡率明显相关。他汀类药物通过抑制胆固醇合成,能有效降低 TC、LDL-C 水平,并因此减少心血管事件。除此之外,他汀类药物还具有稳定斑块、延缓斑块进展、抑制炎症反应、改善内皮细胞功能等心血管保护作用,应该及早应用并长期维持。

（四）抗心肌缺血治疗

同慢性稳定型心绞痛的治疗方案，如无禁忌证，首选 β 受体拮抗剂。

（五）危险因素干预及二级预防

同慢性稳定型心绞痛的治疗方案。

三、ST 段抬高心肌梗死的治疗原则

（一）基本治疗

主要是镇痛治疗，阿片类药物吗啡是治疗心肌梗死相关疼痛的首选药物，应避免使用哌替啶。此外，硝酸酯类药物也常用于缓解胸痛，如使用非静脉制剂（舌下含服、口服或喷雾剂型等）不能缓解的患者可静脉给药。

（二）经皮冠状动脉介入治疗

经皮冠状动脉介入术（percutaneous coronary intervention，PCI）为通过大腿根部或手腕处较小的切口将器械送入病变的血管内，在狭窄处通过球囊扩增，挤压斑块，植入支架撑开原本狭窄的血管，直接开通梗死相关血管、恢复血流灌注。直接 PCI 为 STEMI 患者首选的血运重建策略，植入的支架类型包括裸支架、药物涂层支架以及生物可吸收支架等。直接 PCI 的抗栓治疗包括抗血小板和抗凝治疗，药物类别同上述 UAP/NSTEMI 的抗栓治疗药物。不能实施 PCI 的患者还可以选择冠状动脉旁路移植术（coronary artery bypass grafting，CABG）治疗。

（三）溶栓治疗

溶栓药物促使纤溶酶原变为有活性的纤溶酶，降解纤维蛋白（原），促进血栓裂解，使闭塞的冠状动脉和缺血心肌恢复血流再灌注，以挽救濒死心肌。对不具备条件开展 PCI 的基层医院或存在急诊 PCI 禁忌的患者，静脉溶栓治疗在 STEMI 的救治中仍占有重要地位，可实现早期完全再灌注。左束支传导阻滞、大面积梗死（前壁心肌梗死、下壁心肌梗死合并右心室心肌梗死）患者溶栓的获益最大。STEMI 发病 3 小时内行溶栓治疗的效果与直接 PCI 相当，梗死相关血管的开通率高，可显著降低病死率。发病 3~12 小时内溶栓治疗的疗效不如直接 PCI，但仍能获益。溶栓治疗需在有效的抗凝、抗血小板治疗的基础上进行。所有接受溶栓治疗的患者，溶栓后应转运到能够实施 PCI 的医疗机构，溶栓失败（60 分钟时 ST 段回落 <50%）的患者需即刻实施补救 PCI；溶栓成功者 24 小时内若出现缺血症状则行紧急 PCI 术或再次溶栓，24 小时内无缺血症状可择期进行 PCI。

（四）常规药物治疗

包括使用 β 受体拮抗剂、ACEI/ARB、他汀类药物等改善心肌梗死预后的药物治疗。如无禁忌证，所有 STEMI 患者均应给予 β 受体拮抗剂和 ACEI 长

期治疗,不能耐受 ACEI 的患者可考虑换用 ARB。所有无禁忌证的 STEMI 患者入院后应尽早开始他汀类药物治疗,且无须考虑胆固醇水平。

（五）危险因素干预及二级预防

及早启动心肌梗死的二级预防,具体药物同慢性稳定型心绞痛的治疗方案。

（六）STEMI 并发症的处理

心肌梗死常见的三大急性并发症为心源性休克、心力衰竭和心律失常,需积极治疗。

第三节　冠心病治疗药物的分类

一、抗心肌缺血药物

（一）抗心肌缺血的一线药物

1. β 受体拮抗剂　β 受体拮抗剂阻断心脏 β 肾上腺素受体,减少心肌收缩力、减慢心率、降低血压,从而减少心肌氧耗量。此外,通过延长舒张期、增加冠状动脉侧支血灌注,可缩小梗死范围,降低猝死等心血管不良事件发生率。对心肌梗死后患者,β 受体拮抗剂能显著降低 30% 的死亡率和再发梗死风险。长期应用 β 受体拮抗剂可改善冠心病患者的远期预后,提高生存率。根据对 β_1 受体的相对选择性,可以将 β 受体拮抗剂分为 3 类:①选择性 β_1 受体拮抗剂,主要作用于 β_1 受体,代表药物为美托洛尔、比索洛尔、阿替洛尔;②非选择性 β_1 受体拮抗剂,作用于 β_1 和 β_2 受体,代表药物为普萘洛尔,目前已较少应用;③非选择性 β 受体拮抗剂,同时作用于 β 和 α_1 受体,具有扩张外周血管的作用,代表药物为卡维地洛、拉贝洛尔、阿罗洛尔。

如无禁忌证,慢性稳定型心绞痛患者建议长期使用 β 受体拮抗剂,伴陈旧性心肌梗死、心力衰竭或高血压的患者优先使用 β 受体拮抗剂,首选 β_1 受体拮抗剂。目前循证医学证据最充分的 β_1 受体拮抗剂是美托洛尔、比索洛尔、阿替洛尔。ACS 患者如无禁忌证,应在发病 24 小时内使用 β 受体拮抗剂,高危及进行性静息性胸痛患者先静脉使用,评估后转换为口服给药。冠心病患者使用 β 受体拮抗剂后的静息心率控制目标为 55~60 次 /min。β 受体拮抗剂宜从小剂量开始,并根据患者的个体情况如症状、心率及血压调整剂量,长期使用不能骤然停药,应逐渐减量以避免反跳现象。临床常用的选择性 β_1 受体拮抗剂见表 4-2。

表 4-2　常用的选择性 β_1 受体拮抗剂

药物名称	起始剂量	目标剂量	用药须知
美托洛尔	酒石酸美托洛尔片：12.5~25mg,b.i.d.	50~100mg,b.i.d.	常见不良反应包括疲乏、肢端发冷、心动过缓、胃肠不适等，可能掩盖低血糖症状。禁忌证包括高度房室传导阻滞、严重的心动过缓、心力衰竭急性期、严重的支气管痉挛性以及外周血管病
	琥珀酸美托洛尔缓释片：47.5mg,q.d.	47.5~190mg,q.d.	
比索洛尔	2.5mg,q.d.	2.5~10mg,q.d.	
阿替洛尔	6.25~12.5mg,q.d.	25~50mg,q.d.	

　　β 受体拮抗剂是冠心病治疗的基石，但该类药物可能存在加重支气管痉挛和肺功能恶化的风险，在慢性阻塞性肺疾病（chronic obstructive pulmonary disease,COPD）患者中的使用仍存在争议。高选择性 β_1 受体拮抗剂主要作用于心脏，对气道 β_2 受体的影响较小，COPD 患者可谨慎使用。2018 年 GOLD 指南明确说明 COPD 合并心肌梗死的患者应用心脏选择性 β_1 受体拮抗剂并非禁忌，也不削弱联用 β_2 受体激动剂对支气管的舒张作用，甚至可使此类患者获益，降低死亡率。但对需要长期氧治疗的严重 COPD 患者，应用心脏选择性 β_1 受体拮抗剂的获益是否远大于潜在的风险仍存在争议。

　　2. 硝酸酯类药物　硝酸酯类药物通过释放一氧化氮（nitric oxide,NO），激活鸟苷酸环化酶，促使血管平滑肌的环鸟苷酸浓度升高，细胞内的 Ca^{2+} 浓度下降，从而扩张血管，发挥抗心肌缺血和改善心脏功能的作用。硝酸酯类药物选择性地扩张冠状动脉和侧支循环动脉，增加缺血区域的心肌供血量，但对微动脉不产生舒张效应，不会引起"冠状动脉窃血"。此外，硝酸酯类药物通过扩张静脉和外周阻力小动脉，降低血压和心脏前后负荷，进而降低心肌氧耗量，改善心肌缺血、缺氧症状，可预防和减少缺血事件的发生。硝酸酯类药物联合 β 受体拮抗剂抗心肌缺血治疗可发挥取长补短的作用。硝酸酯类药物降低血压和心脏后负荷会反射性兴奋交感神经，使心率增快，β 受体拮抗剂可抵消这一副作用。β 受体拮抗剂减慢心率、延长舒张期，可增加左心室容积、舒张末期压力和室壁张力，反而增加心肌氧耗量，硝酸酯类药物可克服这一不利因素。硝酸酯类药物和 β 受体拮抗剂均有改善缺血症状的作用，而 β 受体拮抗剂还可以改善预后。如无禁忌证，ACS 患者应联用 β 受体拮抗剂和硝酸酯类药物治疗，若存在低血压等不能耐受的情况时，可先保留 β 受体拮抗剂，停用硝酸酯类药物。急性下壁合并右室心肌梗死的患者不宜使用硝酸酯类药物，因该类患者常因右室功能障碍出现低血压，硝酸酯类药物因扩张血管会加剧低血压状态。

　　硝酸酯类药物根据药物维持时间长短，分为短效和长效硝酸酯类药物。短效硝酸酯类药物起效快，主要用于心绞痛急性发作的治疗，或运动前预防给药,以减少或避免心绞痛发作,常用药物为硝酸甘油。硝酸甘油静脉制剂主要用于急性心肌缺血发作;舌下含服或喷服用硝酸甘油主要用于稳定期治疗,最多可连续使用 3 次,每次间隔 5 分钟,如症状不能缓解需改为静脉用药。长效硝酸酯类药物主要用于降低心绞痛发作频率和程度,常用药物为硝酸异山梨酯及其活性代谢物单硝酸异山梨酯。单硝酸异山梨酯口服制剂无肝脏首关清除效应,生物利用度接近 100%;静脉制剂起效慢、药效滞后,且不利于调节剂量,故静脉用药无临床价值,应当摒弃。临床常用硝酸酯类药物的剂型、用法用量及用药注意事项见表 4-3。

表 4-3　常用的硝酸酯类药物

药物名称 (剂型)	起效时间 / 分钟	维持时间	常用剂量	用药须知
硝酸甘油				常见不良反应包括头痛、面部潮红、心率加快以及低血压引起的头晕、恶心、心悸等。禁忌证包括心肌梗死合并严重的低血压(收缩压 ≤ 90mmHg)或心动过速(心率>100 次 /min),急性下壁合并右室心肌梗死,左室流出道重度梗阻的肥厚型心肌病,重度主动脉瓣或二尖瓣狭窄,颅内高压,近期使用磷酸二酯酶抑制剂(24 小时内使用过西地那非及伐地那非、48 小时内使用过他达拉非等)
片剂(舌下含服)	2~3	20~30 分钟	0.3~0.6mg/ 次,连续使用不超过 3 次,每次间隔 5 分钟	
喷剂	2~3	20~30 分钟	0.4mg/ 次,连续使用不超过 3 次,每次间隔 5 分钟	
静脉制剂	即刻	连续用药产生耐药性	5~200μg/min,偏心给药,留出 10~12 小时无药期	
硝酸异山梨酯				
片剂(舌下含服)	3~5	1~2 小时	2.5~15mg	
平片	15~40	4~6 小时	5~10mg, b.i.d.~t.i.d.	
缓释制剂	60~90	10~14 小时	40~80mg, q.d.~b.i.d.	
静脉制剂	即刻	连续用药产生耐药性	1.25~5.0mg/h,偏心给药,留出 10~12 小时的无药期	
单硝酸异山梨酯				
平片	30~60	3~6 小时	10~20mg/ 次,b.i.d.	
缓释制剂	30~60	10~14 小时	30~120mg/ 次,q.d.	

任何硝酸酯类制剂连续应用 48~72 小时均可发生耐药,而经过一个短暂的停药期(24 小时)后,耐药现象可迅速消失。为避免耐药性,临床常采取偏心给药,间歇使用硝酸酯类药物。例如静脉使用硝酸甘油或硝酸异山梨酯时应小剂量、间断使用,确保每天有 8~12 小时的无硝酸酯或低硝酸酯浓度。病情稳定时应尽早停用静脉用药,过渡至口服间歇给药。单硝酸异山梨酯普通片

的维持时间为3~6小时,应每日给药2次,间隔7~8小时,如7am和2pm各1次。单硝酸异山梨酯缓释片的有效浓度时间虽然只有10~14小时,但是正确的给药频次为每日1次,而不是每日2次。偏心给药也是为了留出足够的无药期,避免长期、连续用药产生耐药性。

3. 钙通道阻滞剂(CCB) CCB通过扩张冠状动脉、改善冠状动脉血流、减少心肌氧耗量而发挥抗心绞痛作用。CCB为变异型、痉挛性心绞痛的首选药物,也推荐用于禁用或不能耐受 β 受体拮抗剂,或使用 β 受体拮抗剂后症状不能完全缓解的心绞痛发作者。CCB分为二氢吡啶类和非二氢吡啶类CCB,二氢吡啶类CCB包括长效和短效二氢吡啶类CCB。长效二氢吡啶类CCB的常用药物包括氨氯地平、非洛地平、拉西地平以及硝苯地平缓控释制剂,适用于已使用足量 β 受体拮抗剂和硝酸酯类药物仍有心绞痛或并存高血压,或诊断为变异型、痉挛性心绞痛的患者。ACS患者不宜常规使用CCB,心肌梗死合并高血压在使用 β 受体拮抗剂和ACEI的基础上血压仍不达标者可加用长效二氢吡啶类CCB,避免使用短效制剂。短效二氢吡啶类CCB的常用药物有硝苯地平普通片,该类药物因加快心率、增加心肌氧耗量,增加心脏事件的潜在风险,心肌梗死患者不宜使用。非二氢吡啶类CCB的代表药物包括地尔硫䓬和维拉帕米,该类药物具有负性频率、减慢心率和心脏传导作用,对无左心室功能不全或房室传导阻滞的患者,为缓解心肌缺血、控制心房颤动或心房扑动的快速心室率,如果使用 β 受体拮抗剂无效或存在禁忌,可应用此类药物。临床常用的CCB见表4-4。

表4-4　临床常用的CCB

CCB的分类	药物名称	剂型	目标剂量	用药须知
短效二氢吡啶类	硝苯地平	平片	10~30mg,t.i.d.	心肌梗死患者避免使用硝苯地平普通片
长效二氢吡啶类	硝苯地平	缓释片	10~20mg,b.i.d.	二氢吡啶类CCB的常见不良反应包括心悸、头痛、面部潮红、便秘、水肿、低血压;非二氢吡啶类CCB禁用于左室功能不全或房室传导严重受损的患者,包括严重的心动过缓、高度房室传导阻滞、病态窦房结综合征
		控释片	30~60mg,q.d.	
	氨氯地平	氨氯地平	2.5~10mg,q.d.	
		左旋氨氯地平	2.5~5mg,q.d.	
	拉西地平	平片	4~8mg,q.d.	
	非洛地平	缓释片	2.5~10mg,q.d.	
非二氢吡啶类	地尔硫䓬	平片	30~90mg,b.i.d.~t.i.d.	
		缓释片	90mg,q.d.~b.i.d.	
	维拉帕米	平片	120~240mg,q.d.~b.i.d.	

（二）抗心肌缺血的二线药物

1. 尼可地尔　尼可地尔兼有 ATP 依赖的 K^+ 通道开放作用及类硝酸酯的药理特性，可改善缺血和劳力型心绞痛症状。患者使用其他一线抗心肌缺血药物减轻症状的效果不佳时，可加用尼可地尔。尼可地尔与硝酸酯类药物无交叉耐药性，引起头痛的发生率低，对血压无显著影响，适用于对硝酸酯类药物不耐受的患者。

2. 伊伐布雷定　伊伐布雷定特异性地阻滞心脏去极化期的 I_f 钾离子通道，减慢静息和运动心率，降低心肌氧耗量，适用于对 β 受体拮抗剂不耐受、效果不佳或存在用药禁忌的情况。

3. 曲美他嗪　曲美他嗪通过调节抑制脂肪酸氧化，促进葡萄糖氧化，优化心肌细胞的能量代谢，改善心肌缺血和左心功能，减少心绞痛发作。曲美他嗪可与 β 受体拮抗剂、钙通道阻滞剂和硝酸酯类药物联合用于抗心肌缺血治疗。心肌梗死急性期不宜使用曲美他嗪。

二、预防心肌梗死、改善预后的药物

（一）抗血栓药

1. 溶栓药物

（1）非特异性纤溶酶原激活剂：如链激酶和尿激酶。此类药物不具有纤维蛋白特异性，可导致循环中的纤维蛋白（原）降解，引起出血并发症的概率较高。链激酶为异种蛋白，具有抗原性，如使用后发生过敏则2年内应避免再次应用。

（2）特异性纤溶酶原激活剂：已用于临床的有阿替普酶、瑞替普酶、兰替普酶和替奈普酶。特异性纤溶酶原激活剂无抗原性，对全身纤溶活性的影响较小，选择性地激活血栓中与纤维蛋白结合的纤溶酶原，出血风险低，为首选的溶栓药物。

对 STEMI 患者，不能开展急诊 PCI 的基层医院或急诊 PCI 禁忌的可首选静脉溶栓，可明显降低死亡率、减少并发症、改善患者的预后。UAP/NSTEMI 患者避免溶栓治疗，宜选择抗血小板和抗凝血药进行抗栓治疗。

2. 抗血小板药

（1）血栓素 A_2 抑制剂：阿司匹林选择性地抑制环氧合酶 -1 使血栓素 A_2（thromboxane A_2，TXA_2）合成减少，阻断血小板聚集，并参与多种凝血级联反应和纤溶过程，防止血栓形成，为冠心病患者首选的抗血小板药。小剂量阿司匹林（75~100mg/d）可降低慢性稳定型心绞痛患者的心肌梗死风险，无禁忌证的患者均应服用。如无禁忌证，ACS 患者入院后应尽早接受阿司匹林治疗，首剂使用负荷剂量 300mg，可嚼碎服用以促进药物迅速吸收，之后改为小剂量长期维持治疗。有恶心、呕吐症状或存在消化性溃疡的患者可考虑使用阿司匹林栓剂,既安全又有效。

(2)腺苷二磷酸 P2Y12 受体拮抗剂:腺苷二磷酸(adenosine diphosphate, ADP)P2Y12 受体拮抗剂的口服制剂包括氯吡格雷、替格瑞洛和普拉格雷,静脉制剂为坎格雷洛。此类药物通过拮抗血小板 ADP P2Y12 受体,干扰 ADP 介导的血小板活化,从而抑制血小板聚集。氯吡格雷与 P2Y12 受体不可逆性结合,为无活性的前体药物,需经过细胞色素酶 CYP2C19 代谢成活性化合物。氯吡格雷与阿司匹林联合用于 ACS 患者,也用于对阿司匹林禁忌患者的替代治疗。CYP2C19 基因多态性可对氯吡格雷的疗效产生显著影响,对 CYP2C19 慢代谢并存在氯吡格雷抵抗的患者可选择替格瑞洛替代。替格瑞洛为非前体药物,直接与 ADP P2Y12 受体可逆性结合,抗血小板作用强、起效快,可作为氯吡格雷的替代用药,与阿司匹林联合用于 ACS 患者,不主张替格瑞洛作为阿司匹林的替代药物。坎格雷洛为静脉注射用 P2Y12 受体拮抗剂,2015 年 6 月 FDA 批准其用于未接受 P2Y12 拮抗剂和糖蛋白(glycoprotein,GP)Ⅱb/Ⅲa 抑制剂的 PCI 患者,以减少心肌梗死、反复冠状动脉血运重建和支架内血栓的风险。目前,坎格雷洛在我国尚未上市。普拉格雷为 P2Y12 受体不可逆性拮抗剂,需经过肝脏 CYP3A4 代谢成活性化合物,抗血小板作用为氯吡格雷的 10 倍,但出血风险也更高,主要是严重的自发性出血和致死性出血增加,国内很少应用。

抗血小板药为一把双刃剑,可减少缺血事件,但也可能增加消化道出血风险。用药后发生出血和出血风险高危患者可加用保护胃黏膜的药物,预防消化道出血,首选质子泵抑制剂(proton pump inhibitor,PPI)。氯吡格雷为前体药物,需经过肝药酶 CYP2C19 转化才能发挥药效,各类 PPI 对 CYP2C19 存在不同程度的抑制作用。研究认为,5 种 PPI 对 CYP2C19 的抑制强度为奥美拉唑 > 埃索美拉唑 > 兰索拉唑 > 泮托拉唑 > 雷贝拉唑。药理学研究证实不同的 PPI 对氯吡格雷抗血小板作用的影响存在差异,但尚无临床预后终点研究证据。患者联用氯吡格雷与 PPI 时,临床医师应遵循药品说明书,首选对肝药酶 CYP2C19 抑制强度小、没有争议的药物。雷贝拉唑虽然对 CYP2C19 的依赖性较小,但其主要代谢产物对 CYP2C19 有较强的抑制作用,与氯吡格雷联用也存在争议。氯吡格雷与 PPI 联用,首选泮托拉唑。

(3)血小板糖蛋白Ⅱb/Ⅲa(GP Ⅱb/Ⅲa)受体拮抗剂:包括替罗非班、依替巴肽、阿昔单抗,国内的常用制剂为替罗非班。该类药物与血小板表面的纤维蛋白原受体 - 糖蛋白Ⅱb/Ⅲa 受体结合,阻断血小板活化、黏附及聚集的最后通路,是抗血栓作用最强的抗血小板药。替罗非班选择性地用于 ACS 急性期血栓负荷重、无复流或未给予适当负荷量的 P2Y12 受体拮抗剂治疗的患者,可降低血栓并发症,尤其可减少 PCI 术中和术后的心肌梗死发生率,降低患者的死亡率。

冠心病患者抑制血小板功能对预防心肌缺血事件、降低心血管死亡风险具有重要意义。冠心病患者的抗血小板治疗方案及疗程为①慢性稳定型心绞痛且未行支架植入术的患者：终身抗血小板治疗，首选阿司匹林，不能耐受或禁忌使用阿司匹林者可选择氯吡格雷替代。② ACS 急性期抗血小板治疗：无论是否行 PCI 治疗，均主张阿司匹林联用 P2Y12 受体拮抗剂的二联抗血小板治疗方案（double antiplatelet therapy，DAPT）。入院后尽快给予 DAPT 的负荷剂量（抗血小板药的负荷剂量见表4-5），对无复流或血栓负荷重的患者还可静脉或冠状动脉内使用替罗非班，维持 36 小时或依情况适当延长。③ ACS 患者长期抗血小板治疗：接受药物保守治疗或 PCI 治疗植入各类支架的患者，均建议 DAPT 方案至少持续 12 个月。对出血风险高危的患者，可适当缩短 DAPT 的疗程为 6 个月，之后单独应用阿司匹林并终身维持。DAPT 疗程足够后，对阿司匹林禁忌或不耐受者可换用氯吡格雷，但不主张单用替格瑞洛。临床常用抗血小板药的用法用量、肾功能不全患者用药及用药须知见表4-5。

表4-5 临床常用的抗血小板药

药物名称	用法用量	CKD 患者用药	用药须知
阿司匹林	负荷剂量：300mg，顿服 维持剂量：75~100mg，q.d.	CKD 1~5 期均无须调整剂量	不良反应包括胃肠道不适、溃疡、出血。消化性溃疡、活动性出血患者禁用
氯吡格雷	负荷剂量：300~600mg，顿服 维持剂量：75mg，q.d.	CKD 1~4 期无须调整剂量，CKD 5 期无有效信息	不良反应包括胃肠道反应、出血、关节痛、氨基转移酶异常。活动性出血患者禁用
替格瑞洛	负荷剂量：180mg，顿服 维持剂量：90mg，b.i.d.	CKD 1~4 期无须调整剂量，CKD 5 期不推荐使用	不良反应包括呼吸困难、尿酸水平增高、心脏停搏、出血。有活动性出血、颅内出血史、中至重度肝脏损害患者禁用；持续、加重的呼吸困难需停用；尿酸性肾病、心动过缓、哮喘和 COPD 病史者慎用
替罗非班	负荷剂量：5μg/kg，i.v. 维持剂量：0.15μg kg/min，iv.gtt	CKD 1~3 期无须调整剂量，CKD 4 期剂量减半，CKD 5 期不推荐使用	不良反应包括出血、血小板减少、恶心、发热、头痛。有活动性出血、颅内出血史、既往使用发生血小板减少的患者禁用

　　3. 抗凝血药　慢性稳定型心绞痛患者无须抗凝治疗，行 PCI 治疗的稳定型心绞痛及 ACS 患者在抗血小板治疗的基础上联合抗凝治疗。

(1)普通肝素:普通肝素静脉滴注维持48小时或至PCI,可根据体重调节肝素的用量,并保持活化部分凝血活酶时间(activated partial thromboplastin time, APTT)的目标范围为50~75秒(或正常上限的1.5~2倍)。严重肾功能不全患者首选普通肝素抗凝治疗。肾功能不全患者抗凝血药的选择见表4-6。

(2)低分子量肝素:为普通肝素的小片段,通过同时灭活Ⅱa和Ⅹa因子而抑制凝血酶的激活和产生,代表药物有依诺肝素钠、那屈肝素钙、达肝素钠等,循证医学证据最充分的是依诺肝素钠。低分子量肝素与血浆蛋白的结合少,皮下注射给药更方便、安全,肝素诱导的血小板减少及出血的发生率较肝素类药物低,无须监测APTT。除急诊PCI术中外,均可用低分子量肝素代替普通肝素,持续使用至出院或最长8天的疗程。普通肝素与低分子量肝素不宜交叉使用,不同的低分子量肝素之间也不应交叉应用。

(3)Ⅹa因子抑制剂:此类药物通过对Ⅹa因子的选择性抑制,阻断凝血级联反应,抑制凝血酶形成和血栓增大,代表药物为磺达肝癸钠。Ⅹa因子抑制剂尤其适用于出血风险高危、计划保守治疗、不准备24小时内行血运重建术的患者。磺达肝癸钠不能灭活Ⅱa因子,直接PCI使用会增加导管内血栓形成的风险,对准备行PCI的患者,该药需与普通肝素联用,PCI术后停用。对怀疑或存在肝素诱导的血小板减少患者,首选磺达肝癸钠抗凝治疗。

(4)凝血酶抑制剂:代表药物为比伐卢定,该药为重组水蛭素的人工合成类似物,为凝血酶的直接、特异性、可逆性抑制剂。比伐卢定直接与凝血酶结合,抑制凝血酶相关的纤维蛋白原转变为纤维蛋白,用药期间需监测凝血指标。准备行紧急或早期PCI的患者,尤其是伴有高出血风险者,可作为普通肝素联合替罗非班的替代治疗,PCI术后维持3~4小时。

表4-6　肾功能不全患者的抗凝血药选择

药物	肾功能正常或 CKD 1~3 期	CKD 4 期	CKD5 期	用药须知
普通肝素	弹丸式静脉注射 60~70IU/kg(最大剂量为 5 000IU),随后12~15IU/(kg·h)静脉滴注(最大剂量为 1 000IU),维持 APTT的目标范围为 50~75 秒	无须调整剂量	无须调整剂量	肝素的不良反应包括出血、血小板减少、骨质疏松、脱发等。如发生出血,可静脉滴注鱼精蛋白中和。低分子量肝素的不良反应包括出血,血小板减少,氨基转移酶升高,注射部位皮肤血肿、坏死。肝素与低分子量肝素用药期间均
低分子量肝素、依诺肝素	1mg/kg,i.h.,b.i.d.	1mg/kg,i.h.,q.d.	不推荐	

续表

药物	肾功能正常或 CKD 1~3 期	CKD 4 期	CKD5 期	用药须知
磺达肝癸钠	2.5mg, i.h., q.d.	eGFR<20ml/ min 者不推荐	不推荐	需监测血小板计数,肝素还需监测 APTT;均避免用于活动性出血、肝素诱导的血小板减少症
比伐卢定	弹丸式静脉注射 0.75mg/kg,静脉滴注 1.75mg/(kg·h);eGFR 为 30~60ml/min 者,静脉滴注的剂量减至 1.4mg/(kg·h)	不推荐	不推荐	

(二) 他汀类药物

他汀类药物又称羟甲戊二酰辅酶 A(hydroxymethylglutaryl coenzyme A,HMG-CoA)还原酶抑制剂,通过竞争性地抑制细胞内胆固醇合成过程中的限速酶活性,能有效降低 TC 和 LDL-C 水平。冠心病患者长期服用他汀类药物可将血脂控制在目标范围内,保护血管内皮功能、稳定动脉粥样斑块并降低冠状动脉缺血事件的风险。他汀类药物是降低 LDL-C 的首选药物,常用的代表药物包括阿托伐他汀、瑞舒伐他汀、普伐他汀、洛伐他汀、氟伐他汀、辛伐他汀等。阿托伐他汀与瑞舒伐他汀为长效他汀类药物,一天中的任意时间服用均可,且不受进餐影响,其他短效类他汀类药物宜晚饭后或睡前服用。阿托伐他汀与瑞舒伐他汀均为强效降脂他汀类药物,阿托伐他汀的循证医学证据最充分。冠心病患者的二级预防应给予他汀类药物治疗,并长期维持。冠心病患者推荐将 LDL-C 降至 <1.8mmol/L(70mg/dl) 或较基础值降低 50%。ACS 患者无论基线 LDL-C 水平,入院后应当尽早启动他汀类药物强化降脂治疗。阿托伐他汀的最大日剂量可用至 80mg,但中国人使用该剂量获益的证据不足,肝毒性、肌损伤风险增加,一般不超过 40mg。目前,国内指南不推荐 PCI 术前使用负荷剂量的他汀类药物治疗。使用最大耐受剂量的他汀类药物若 LDL-C 仍未达标,建议加用其他调血脂药,如胆固醇吸收抑制剂依折麦布。联合降脂在达到高剂量他汀类药物疗效的同时,可避免他汀类单药强化治疗时可能引发的严重不良反应。临床常用的他汀类药物见表 4-7。

他汀类药物可能引起肝脏损害和肌病,强化降脂治疗时需严密监测氨基转移酶和肌酸激酶(creatine kinase,CK)。有症状的氨基转移酶升高 >3 倍的正常上限值,CK 升高 >10 倍的正常上限值需停用他汀类药物。非酒精性脂肪肝 / 肝炎患者可安全应用他汀类药物。慢性肝脏疾病或代偿性肝硬化并非他汀类药物的禁忌证。服用他汀类药物期间出现肌肉不适或无力症状以及排褐色尿时应及时监测 CK,如果发生或高度怀疑肌病,应立即停用他汀类药物。仅有血 CK

升高而不伴肌痛或肌无力等其他肌损伤的证据,可能并非他汀类药物所致的肌损伤。而出现肌无力或肌痛时,即便 CK 正常也提示他汀类药物诱发肌损伤,需立即停用。

表 4-7 临床常用的他汀类药物

药物名称	用法用量	代谢酶	肾功能不全时的剂量调整	用药须知
阿托伐他汀	10~80mg,q.d.	CYP3A4	无须调整剂量	不良反应常见头痛、失眠、胃肠道不适、氨基转移酶升高;少见肌肉毒性,表现为肌酸、肌痛、肌无力、褐色尿、CK 升高等。禁忌证包括活动性肝病或不明原因的持续性氨基转移酶升高,妊娠期、哺乳期。用药期间出现氨基转移酶超过正常上限的 3 倍或 CK 超过正常上限的 10 倍需停药
瑞舒伐他汀	5~20mg,q.d.	CYP2C9	CKD 4 期禁用	
氟伐他汀	20~80mg,q.n.	CYP2C9	CKD 4 期禁用	
洛伐他汀	10~80mg,q.n.	CYP3A4	CKD 4 期减量,不超过 20mg/d	
普伐他汀	10~40mg,q.n.	不经 CYP 代谢	CKD 4 期减量,10mg/d	
辛伐他汀	10~80mg,q.n.	CYP3A4	CKD 4 期减量,5mg/d	

注:阿托伐他汀 80mg 对中国人的应用经验不足,须谨慎使用。

(三) 血管紧张素转换酶抑制药 / 血管紧张素受体阻滞药

血管紧张素转换酶抑制药(ACEI)抑制肾素 - 血管紧张素系统,同时作用于激肽酶Ⅱ,抑制缓激肽降解,发挥扩张血管、降低高血压、减少心肌氧耗量、改善心室重构和心功能等多重作用。ACEI 虽不具备直接的抗心肌缺血作用,但能够逆转左室肥厚及血管增厚,延缓动脉粥样硬化进展,减少斑块破裂和血栓形成,从而显著降低冠心病高危患者的心血管死亡、非致命性心肌梗死和卒中的联合终点,并降低全因死亡率。在无禁忌证的情况下,所有 ACS 患者均应接受 ACEI 治疗。心肌梗死伴心力衰竭、左心室收缩功能障碍、糖尿病或前壁心肌梗死的患者应在发病 24 小时内使用 ACEI,并长期应用。慢性稳定型心绞痛合并高血压、糖尿病、慢性肾功能不全或合并左室收缩功能不全,左室射血分数低于 40% 的患者也应接受 ACEI 治疗。对 ACEI 不耐受的患者可选择血管紧张素受体阻滞药(ARB)替代,但不主张 ACEI 和 ARB 联用。常用的 ACEI/ARB 见表 4-8。

表4-8 常用的 ACEI/ARB

药物分类	药物名称	用法用量	用药须知
ACEI	卡托普利	12.5~75mg, t.i.d.	卡托普利的半衰期短,临床已很少应用
	贝那普利	5~40mg, q.d.	主要不良反应包括干咳(ACEI)、低血压、血管神经性水肿、高血钾、低血钠、肾功能损害。禁忌证包括妊娠期、哺乳期,血管水肿病史,双侧肾动脉狭窄,严重的肾衰竭(血肌酐>265μmol/L),肾移植或孤立肾伴肾功能不全,高血钾(>6mmol/L),心肌梗死急性期收缩压<90mmHg,主动脉狭窄及梗阻性肥厚型心肌病患者
	福辛普利	10~40mg, q.d.	
	依那普利	2.5~40mg, q.d.	
	培哚普利	4~8mg, q.d.	
	雷米普利	2.5~10mg, q.d.	
	赖诺普利	5~40mg, q.d.	
ARB	奥美沙坦	20~40mg, q.d.	
	厄贝沙坦	150~300mg, q.d.	
	坎地沙坦	4~32mg, q.d.	
	氯沙坦	25~100mg, q.d.	
	替米沙坦	20~80mg, q.d.	
	缬沙坦	80~160mg, q.d.	

(四)β 受体拮抗剂

β 受体拮抗剂兼具抗心肌缺血和预防心肌梗死、改善预后2个方面的作用。β 受体拮抗剂的用药特点详见抗心肌缺血药物的内容。

第四节 常见处方审核案例详解

一、β 受体拮抗剂

案例 1

【处方描述】

性别:男　年龄:67 岁

临床诊断:慢性阻塞性肺疾病(轻度);高血压 1 级(高危);冠心病,慢性稳定型心绞痛。

处方内容:

噻托溴铵粉吸入剂	18μg	q.d.	吸入
氨溴索片	5mg	t.i.d	p.o.

阿司匹林肠溶片	100mg	q.d.	p.o.
阿托伐他汀钙片	20mg	q.n.	p.o.
普萘洛尔片	10mg	t.i.d.	p.o.

【处方问题】遴选药品不适宜。

【机制分析】β 受体拮抗剂是治疗冠心病的基石,但该类药物存在加重支气管痉挛和肺功能恶化的风险,在 COPD 患者中的使用仍存在争议。2019 年《慢性阻塞性肺疾病全球倡议》(GOLD)指出 COPD 合并心绞痛者应用心脏选择性 β_1 受体拮抗剂并非禁忌,也不削弱联用 β_2 受体激动剂对支气管的舒张作用,甚至可使此类患者获益,降低死亡率。但对需要长期给氧治疗的严重 COPD 患者,应用心脏选择性 β_1 受体拮抗剂的获益是否远大于潜在的风险仍存在争议。

普萘洛尔为非选择性 β 受体拮抗剂,可同时拮抗气道 β_2 受体,增加气道阻力,加剧支气管痉挛,加重 COPD 症状,不推荐冠心病患者使用。高选择性 β_1 受体拮抗剂主要作用于心脏,对气道 β_2 受体的影响较小,冠心病合并 COPD 的患者可小剂量谨慎使用,目前循证医学证据最充分的 β_1 受体拮抗剂为美托洛尔、比索洛尔、阿替洛尔。综上所述,对冠心病合并轻、中度 COPD 及哮喘稳定期患者可应用高选择性 β_1 受体拮抗剂,但避免大剂量使用;重度 COPD 及哮喘发作期患者不宜使用任何 β 受体拮抗剂。本处方属遴选药品不适宜。

【干预建议】建议将普萘洛尔改为美托洛尔或比索洛尔。

案例 2
【处方描述】

性别:男　年龄:67 岁
临床诊断:变异型心绞痛;窦性心动过速。
处方内容:

美托洛尔缓释片	47.5mg	q.d.	p.o.
阿托伐他汀钙片	10mg	q.n.	p.o.
阿司匹林肠溶片	100mg	q.d.	p.o.

【处方问题】遴选药品不适宜。

【机制分析】变异型心绞痛与其他类型的心绞痛以冠状动脉固定性狭窄或不稳定性斑块作为病理基础有所不同,变异型心绞痛系由冠状动脉痉挛所致。2015 年《冠状动脉痉挛综合征诊断与治疗中国专家共识》指出,CCB 对缓解冠状动脉痉挛疗效肯定,为变异型心绞痛或以冠状动脉痉挛为主的心绞痛的一线药物。非二氢吡啶类CCB适用于心率偏快且心功能良好的变异型心绞痛患者。短效二氢吡啶类药物硝苯地平因有过度降低血压和增快心率的作用已极少使用。硝苯地平缓释或控释制剂主要适用于心动过缓和合并高血压的变异型心绞痛患者。氨氯地平、非洛地平属于长效二氢吡啶类CCB,适用于合并心功能不全、心动过缓或传导阻滞的变异型心绞痛患者。贝尼地平具有对L、T、N通道的三通道阻滞作用,起效平缓,不激活交感神经,对心率无明显影响,引起水肿的发生率相对较低,适用于各类变异型心绞痛或冠状动脉痉挛患者。硝酸酯类药物预防冠状动脉痉挛型心绞痛复发的疗效不及CCB,常用于不能使用CCB时的替代治疗或当CCB疗效不佳时与之联合治疗。

　　β受体拮抗剂用于合并冠状动脉器质性狭窄或严重的心肌桥,且临床主要表现为劳力型心绞痛的患者,对冠状动脉无显著狭窄的变异型心绞痛患者禁忌单独使用β受体拮抗剂,若CCB和硝酸酯类药物疗效不佳时可以慎重联用高选择性β受体拮抗剂。本案例患者变异型心绞痛未提示冠状动脉严重狭窄,使用美托洛尔可拮抗冠状动脉β受体,使α受体介导的血管收缩作用占优势,诱发或加重冠状动脉痉挛,不利于变异型心绞痛症状的控制。综上所述,本案例患者窦性心动过速,心功能正常,合并变异型心绞痛首选非二氢吡啶类CCB治疗。本处方属遴选药品不适宜。

　　【干预建议】建议停用美托洛尔,改为地尔硫䓬治疗。

案例3
【处方描述】

性别:男　年龄:59岁

临床诊断:急性冠脉综合征;心力衰竭(Killip Ⅲ级);低血压;高胆固醇血症。

处方内容:

呋塞米片	20mg	q.d.	p.o.
螺内酯片	20mg	t.i.d	p.o.
琥珀酸美托洛尔缓释片	71.25mg	q.d.	p.o.
阿司匹林肠溶片	100mg	q.d.	p.o.
硫酸氢氯吡格雷片	75mg	q.d.	p.o.
阿托伐他汀钙片	20mg	q.n.	p.o.

【处方问题】遴选药品不适宜。

【机制分析】β 受体拮抗剂治疗心力衰竭的生物学效应需持续用药 2~3 个月才逐渐产生。对病情稳定的慢性心力衰竭患者,早期用药产生的负性肌力作用可能诱发和加重心力衰竭,为避免不良反应,应小剂量起用,逐渐加量滴定为目标剂量。但是,长期应用心脏选择性 $β_1$ 受体拮抗剂(琥珀酸美托洛尔、比索洛尔及卡维地洛)能改善慢性心力衰竭患者的症状和生活质量,降低住院和死亡风险。β 受体拮抗剂还可改善心肌梗死患者的心肌缺血症状和远期预后、提高生存率,是冠心病合并慢性心力衰竭的主要治疗药物。

急性心力衰竭是急性心肌梗死患者的常见并发症,推荐应用 Killip 分级,分级与患者的近期病死率相关。急性心力衰竭的临床表现为以肺淤血、体循环淤血以及组织器官低灌注为特征的各种症状及体征,治疗原则为减轻心脏前后负荷、改善心脏收缩和舒张功能、积极治疗诱因和病因。根据《中国心力衰竭诊断和治疗指南 2018》,急性心力衰竭并非使用 β 受体拮抗剂的绝对禁忌证,但合并心源性休克时应停用。长期服用 β 受体拮抗剂的患者由于心力衰竭加重,除非血流动力学不稳定、必须使用正性肌力药物维持,否则应继续使用 β 受体拮抗剂。对血压偏高、心率增快者,在静脉应用利尿药和硝酸酯的基础上可谨慎使用 β 受体拮抗剂,有利于减少心肌氧耗量,改善心肌缺血和心功能。

本案例患者因急性冠脉综合征诱发急性心力衰竭并发症,心功能 Killip Ⅲ级,提示重度心力衰竭,出现急性肺水肿、呼吸困难,使用 β 受体拮抗剂不利于呼吸道平滑肌舒张,可能加重呼吸困难。此外,患者急性心力衰竭,合并低血压,血流动力学不稳定,应使用正性肌力药物增加心输出量,缓解组织低灌注状态,从而维持重要脏器功能。β 受体拮抗剂的负性肌力、负性频率作用可能进一步恶化心力衰竭,应暂缓使用 β 受体拮抗剂,待心力衰竭病情稳定后,尽早、长期使用 β 受体拮抗剂。本处方属遴选药品不适宜。

【干预建议】暂停使用美托洛尔,待心力衰竭病情稳定后再使用。

案例 4
【处方描述】

性别:男　年龄:80 岁

临床诊断:冠心病;2 型糖尿病,右足坏疽。

处方内容:

药品	剂量	频次	途径
阿司匹林肠溶片	100mg	q.d.	p.o.
琥珀酸美托洛尔缓释片	47.5mg	q.d.	p.o.
阿托伐他汀钙片	20mg	q.n.	p.o.
磷酸西格列汀片	0.1g	q.d.	p.o.

【处方问题】遴选药品不适宜。

【机制分析】冠心病患者的二级预防使用 β 受体拮抗剂,在具有抗心肌缺血作用的同时还能改善患者的预后,降低心肌梗死风险。但是,β 受体拮抗剂可能使外周血管循环障碍疾病的症状加重,禁止用于伴有坏疽风险的外周血管疾病患者。本案例患者糖尿病并发症坏疽,使用美托洛尔存在用药禁忌。冠心病患者对 β 受体拮抗剂不耐受或存在用药禁忌的情况下,可改为伊伐布雷定治疗。本处方属遴选药品不适宜。

【干预建议】停用美托洛尔,改为伊伐布雷定治疗。

案例 5

【处方描述】

性别:男　年龄:49 岁

临床诊断:高血压 2 级(高危);冠心病。

处方内容:

铝镁匹林片(Ⅱ)	114mg	b.i.d.	p.o.
琥珀酸美托洛尔缓释片	47.5mg	b.i.d.	p.o.
瑞舒伐他汀钙片	10mg	q.n.	p.o.
培哚普利叔丁胺片	4mg	q.d.	p.o.

【处方问题】用法、用量不适宜。

【机制分析】美托洛尔包括酒石酸美托洛尔和琥珀酸美托洛尔缓释片 2 种制剂,47.5mg 琥珀酸美托洛尔与 50mg 酒石酸美托洛尔相当。琥珀酸美托洛尔的溶解度显著低于酒石酸美托洛尔,常制成微囊化颗粒,每个颗粒是一个独立的贮库单位,用聚合物薄膜包裹,以控制药物释放速度。药物接触液体后快速崩解,颗粒分散于胃肠道表面上,药物释放速度不受周围 pH 的影响,几乎以恒定的速度释放约 20 小时。酒石酸美托洛尔的血浆半衰期为 3~5 小时,一天 2~3 次,进餐时服药可使其生物利用度增加 40%,应空腹服药。琥珀酸美托洛尔缓释片的血药浓度平稳,作用超过 24 小时,一天 1 次给药。琥珀酸美托洛尔缓释片最好在早晨服用,可掰开,不能咀嚼和压碎,与食物同服不影响其生物利用度。综上所述,本案例患者使用的美托洛尔为琥珀酸美托洛尔缓释片,一天 2 次给药不适宜,一天 1 次给药即可。

阿司匹林为冠心病患者首选的抗血小板药,小剂量阿司匹林(75~100mg/d)可降低慢性稳定型心绞痛患者的心肌梗死风险,无禁忌证的患者均应小剂量长期服用。铝镁匹林片(Ⅱ)中的阿司匹林含量为 81mg,一天 2 次给药不合理,因日剂量超过 100mg,患者的出血风险增加。本处方属用法、用量不适宜。

【干预建议】铝镁匹林片(Ⅱ)和琥珀酸美托洛尔缓释片均改为一天 1 次给药。

案例 6
【处方描述】

性别:女　年龄:57 岁
临床诊断:冠心病。
处方内容:

阿司匹林肠溶片	100mg	q.d.	p.o.
阿托伐他汀钙片	40mg	q.n.	p.o.
富马酸比索洛尔片	2.5mg	b.i.d.	p.o.

【处方问题】用法、用量不适宜。

【机制分析】富马酸比索洛尔每天 1 次给药后的血浆半衰期为 10~12 小时,在血浆中可维持 24 小时,宜一天 1 次给药。本案例患者富马酸比索洛尔片一天 2 次给药,使用频次不合理。本处方属用法、用量不适宜。

【干预建议】富马酸比索洛尔片改为 5mg q.d. 使用。

案例 7
【处方描述】

性别:男　年龄:65 岁
临床诊断:急性冠脉综合征;不稳定型心绞痛。
处方内容:

阿司匹林肠溶片	100mg	q.d.	p.o.
硫酸氢氯吡格雷片	75mg	q.d.	p.o.
雷贝拉唑肠溶胶囊	20mg	b.i.d.	p.o.
瑞舒伐他汀钙片	10mg	q.n.	p.o.
琥珀酸美托洛尔缓释片	47.5mg	q.d.	p.o.

【处方问题】用法、用量不适宜。

【机制分析】使用抗血小板药易发生消化道损伤的高危人群包括:①年龄≥65 岁的老年患者;②既往有消化道出血、溃疡病史;③有消化不良或胃食管反流症状;④多重抗凝、抗血小板药联用;⑤合用非甾体抗炎药或糖皮质激素;⑥幽门螺杆菌感染、吸烟、饮酒等。其中消化道出血、溃疡病史为最重要的危险因素。根据《抗血小板药物消化道损伤的预防和治疗中国专家共识(2012 更新版)》,对消化道损伤高危患者给予抑酸药物,可显著降低消化道损伤、出血风险,提高使用抗血小板药的依从性。预防消化道损伤的抑酸药物包括 PPI、H_2 受体拮抗剂(histamine 2 receptor antagonist,H_2RA)及胃黏膜保护剂,其中 PPI 为首选,可强效持久抑酸,保护胃黏膜。低危患者则不推荐预防使用 PPI。消化道损伤是阿司匹林的常见不良反应,本案例患者使用二联抗血小板药,为消化道损伤高危患者,预防使用雷贝拉唑是合理的,可于抗血小板药治疗的前 6 个月联用 PPI,6 个月后改为 H_2 受体拮抗剂或间断服用 PPI,避免长期使用 PPI 可能引起的不良反应。静脉用 PPI 主要用于消化道出血等的治疗,口服 PPI 用作抗血小板药消化道损伤的预防,雷贝拉唑的剂量不宜超过 20mg/d。本处方属用法、用量不适宜。

【干预建议】雷贝拉唑肠溶胶囊 20mg b.i.d. 改为 20mg q.d. 使用。

二、硝酸酯类药物

案例 8

【处方描述】

性别:男　年龄:55 岁

临床诊断:冠心病,不稳定型心绞痛;梗阻性肥厚型心肌病,心功能(NYHA Ⅱ级)。

处方内容:

阿司匹林肠溶片	100mg	q.d.	p.o.
瑞舒伐他汀钙片	10mg	q.d.	p.o.
单硝酸异山梨酯片	20mg	q.d.	p.o.

【处方问题】遴选药品不适宜。

【机制分析】2014 年欧洲心脏病学会《肥厚型心肌病诊断和治疗指南》、2017 年《中国成人肥厚型心肌病诊断与治疗指南》指出,对合并心绞痛但无左心室流出道梗阻的患者,可给予 β 受体拮抗剂和钙通道阻滞剂治疗以改善症状。对左心室流出道梗阻的肥厚型心肌病患者,药物治疗的主要目的在于减轻劳力性呼吸困难、心悸及胸闷等症状,β 受体拮抗剂是一线治疗药物(可用至最大耐受剂量)。对不能耐受或禁忌使用 β 受体拮抗剂的患者,推荐给予维拉帕米治疗以改善症状(从小剂量开始,可加至最大耐受剂量),严重的心力衰竭或窦性心动过缓患者慎用。对 β 受体拮抗剂和维拉帕米均不耐受或有禁忌证的患者,可考虑给予地尔硫䓬以改善症状(可用至最大耐受剂量)。除 β 受体拮抗剂外(或合并维拉帕米),丙吡胺也可用于改善静息或刺激后出现左心室流出道梗阻患者的症状。流出道梗阻患者应避免使用动、静脉扩张药,包括硝酸酯类药物和磷酸二酯酶抑制剂。使用二氢吡啶类钙通道阻滞剂控制心绞痛或呼吸困难等症状有潜在风险。对有全身低血压或严重静息呼吸困难的梗阻性肥厚型心肌病患者,维拉帕米有潜在风险。

　　本案例患者梗阻性肥厚型心肌病,心肌顺应性下降,舒张功能受限,前负荷减少,再加上梗阻,左室回心血量减少。硝酸酯类药物因扩张静脉血管、降低前负荷,使心输出量进一步减少,加重左室流出道梗阻程度,加剧患者的呼吸困难、胸闷等症状,有发生晕厥、猝死的风险。β 受体拮抗剂既可改善缺血症状又可改善远期预后,为不稳定型心绞痛抗心肌缺血治疗的一线药物,也是治疗梗阻性肥厚型心肌病的一线用药。综上所述,本案例患者不宜使用单硝酸异山梨酯,首选 β 受体拮抗剂治疗。本处方属遴选药品不适宜。

　　【干预建议】停用单硝酸异山梨酯,改用 β 受体拮抗剂如美托洛尔、比索洛尔等。

案例9
【处方描述】

性别:男　年龄:75 岁
临床诊断:冠心病;青光眼(闭角型)。
处方内容:

阿司匹林肠溶片	100mg	q.d.	p.o.
阿托伐他汀钙片	40mg	q.d.	p.o.
单硝酸异山梨酯片	20mg	b.i.d.	p.o.

　　【处方问题】遴选药品不适宜。

　　【机制分析】硝酸酯类药物选择性地扩张冠状动脉和侧支循环动脉,增加缺血区域心肌的供血量。此外,硝酸酯类药物通过扩张静脉和外周阻力小动脉,降低血压和心脏前后负荷,进而降低心肌氧耗量,改善心肌缺血、缺氧症状,可预防和减少冠心病缺血事件的发生。单硝酸异山梨酯为长效硝酸酯类药物,主要用于降低心绞痛发作频率和程度。硝酸酯类药物虽然能够有效扩张冠状动脉,改善冠心病患者的心肌缺血症状,但是同时也会扩张视网膜血管,使房水生成增多,眼压升高。此外,眼内血管扩张也容易导致狭窄的前房角关闭,故青光眼患者慎用。冠心病合并青光眼的患者宜选择 β 受体拮抗剂抗心肌缺血治疗,兼具改善缺血、减轻症状和预防心肌梗死两个方面的作用。推荐使用选择性 $β_1$ 受体拮抗剂,如美托洛尔、比索洛尔及阿替洛尔。本处方属遴选药品不适宜。

【干预建议】停用单硝酸异山梨酯,改为美托洛尔、比索洛尔等。

案例 10
【处方描述】

性别:女　年龄:85 岁

临床诊断:冠心病;高血压 2 级(高危)。

处方内容:

心宝丸	3 丸	t.i.d.	p.o.
马来酸依那普利片	10mg	q.d.	p.o.
琥珀酸美托洛尔缓释片	23.75mg	q.d.	p.o.
5% 葡萄糖注射液	50ml	q.d.	i.v.
单硝酸异山梨酯注射液	20mg	q.d.	i.v.

【处方问题】剂型与给药途径不适宜。

【机制分析】硝酸酯类药物根据药物维持时间长短,分为短效和长效硝酸酯类药物。短效硝酸酯类药物起效快,主要用于心绞痛急性发作的治疗,或运动前预防给药,以减少或避免心绞痛发作,常用药物为硝酸甘油。硝酸甘油静脉制剂主要用于急性心肌缺血发作;舌下含服或喷服使用硝酸甘油主要用于心绞痛急性发作的治疗,最多可连续使用 3 次,每次间隔 5 分钟,如症状不能缓解需立即就医。长效硝酸酯类药物主要用于稳定期降低心绞痛发作频率和程度,常用药物为硝酸异山梨酯以及其活性代谢物单硝酸异山梨酯。

《硝酸酯类药物静脉应用建议(2014)》指出,首先单硝酸异山梨酯静脉制剂起效缓慢、药效滞后,不利于剂量调节;其次单硝酸异山梨酯连续静脉给药需近 24 小时才能达到稳态浓度,血药浓度不断升高,发生药物蓄积和低血压的风险高;最后单硝酸异山梨酯的半衰期长,一旦发生不良反应,很难通过调整剂量来改善。因此,从药动学、药物经济学及患者依从性角度考虑,单硝酸异山梨酯静脉剂型缺乏合理性,临床不予采用,欧美国家亦无该剂型。该药的口服制剂无肝脏首关清除效应,生物利用度接近 100%,可替代静脉制剂用于心绞痛稳定期的维持治疗。综上所述,单硝酸异山梨酯静脉滴注的起效、达峰和达稳态时间均迟于同等剂量的口服制剂,静脉使用不利于剂量调节,还可能造成血流动力学急剧变化和药物蓄积。心绞痛稳定期患者可选择单硝酸异山梨酯口服制剂，对症状不能控制的心绞痛急性发作者若需使用硝酸酯类静脉制剂，建议改为硝酸甘油或硝酸异山梨酯静脉制剂。各类硝酸酯类药物的药动学特征见表 4-3。本处方属剂型与给药途径不适宜。

【干预建议】停用单硝酸异山梨酯注射液，改为单硝酸异山梨酯口服。若患者处于心绞痛急性发作期，症状不能缓解，可改为硝酸甘油或硝酸异山梨酯静脉用药。

案例 11
【处方描述】

性别：男　年龄：68 岁

临床诊断：急性下壁心肌梗死。

处方内容：

盐酸吗啡注射液	3mg	s.t.	i.v.
依诺肝素钠注射液	6 000IU	q.12h	i.m.
阿司匹林肠溶片	300mg	q.d.	嚼服
硫酸氢氯吡格雷片	300mg	q.d.	嚼服
0.9% 氯化钠注射液 ＋ 硝酸甘油注射液	10 μg/min	iv.gtt	

【处方问题】遴选药品不适宜；剂型与给药途径不适宜。

【机制分析】急性心肌梗死发生时，剧烈的胸痛使患者的交感神经过度兴奋，导致心动过速、血压升高和心肌收缩功能增强，从而增加心肌氧耗量，并易诱发快速性室性心律失常，应迅速给予有效的镇痛药。吗啡注射液可以缓解紧张的情绪、降低心肌氧耗量以缓解心绞痛症状，吗啡 3mg 静脉注射，必要时每 5 分钟重复 1 次，总量不宜超过 15mg。伴明显和持续的低血压、休克、意识障碍、COPD 等患者禁忌使用吗啡。此外，心肌梗死急性期应尽早启动抗血栓治疗，本案例患者给予负荷剂量的阿司匹林、氯吡格雷二联抗血小板治疗及低分子量肝素抗凝治疗方案合理。抗血小板药负荷剂量的阿司匹林 300mg、氯吡格雷 300mg 嚼服给药合理。依诺肝素钠的推荐剂量为每次 100IU/kg，每 12 小时给药 1 次，该药应采用深部皮下注射给药，用于血液透析体外循环时为血管内途径给药，禁止肌内注射。本案例患者依诺肝素钠肌内注射给药不合理，本处方属剂型与给药途径不适宜。

硝酸酯类药物为急性心肌梗死首选的抗心肌缺血血管扩张药，早期通常给予硝酸甘油静脉滴注 24~48 小时,对急性心肌梗死伴再发性心肌缺血、充血性心力衰竭或需处理的高血压患者尤为适宜。本案例患者诊断为急性下壁心肌梗死,往往诱发右心衰竭,易引起低血压,急性心肌梗死早期禁忌使用硝酸酯类药物,建议改为选择性 $β_1$ 受体拮抗剂抗心肌缺血治疗。下壁伴右心室心肌梗死时即使无低血压也应慎用,可在病情稳定后再考虑联用硝酸酯类药物抗心肌缺血治疗。本处方属遴选药品不适宜、剂型与给药途径不适宜。

【干预建议】依诺肝素钠改为皮下注射给药;暂时停用硝酸甘油注射液,改用美托洛尔或比索洛尔抗心肌缺血治疗。

案例 12
【处方描述】

性别:男　年龄:44 岁
临床诊断:冠心病;慢性前列腺炎;阳痿。
处方内容:

枸橼酸西地那非片	100mg	q.d.	p.o.
硝酸异山梨酯片	5mg	b.i.d.	p.o.

【处方问题】联合用药不适宜。

【机制分析】硝酸酯类药物可通过释放 NO,激活鸟苷酸环化酶,可引起血管扩张、血压下降。西地那非为环鸟苷酸(cyclic guanosine monophosphate,cGMP)特异性的 5 型磷酸二酯酶(PDE5)抑制剂。当性刺激引起局部 NO 释放时,西地那非抑制 PDE5 可增加阴茎海绵体内的 cGMP 水平,松弛海绵体内的平滑肌使血液流入,适用于治疗勃起功能障碍。西地那非使体循环血管扩张,健康男性志愿者的坐位血压下降(收缩压/舒张压的平均最大降幅为 8.3/5.3mmHg),同时服用硝酸酯类药物者的降压作用更显著。西地那非说明书建议服用任何剂型的硝酸酯的患者,无论是规律服用或间断服用,均为禁忌证。2018 年中国《冠心病合理用药指南(第 2 版)》指出,近期已经使用磷酸二酯酶抑制剂的患者(24 小时内使用西地那非及伐地那非、48 小时内使用过他达拉非等)不推荐使用硝酸酯类药物,以避免引起严重的低血压。

冠心病的一线抗心肌缺血药物除硝酸酯类药物外,还包括 β 受体拮抗剂、CCB;二线抗心肌缺血药物有尼可地尔、曲美他嗪等。尼可地尔(具有类硝酸酯类药物的作用)、CCB 与西地那非联用也可能导致严重的低血压发生,故不宜联用。β 受体拮抗剂为冠心病抗心肌缺血治疗的一线药物,减轻心肌缺血症状的同时还可改善患者的远期预后,但此类药物长期使用也可能发生可逆性性功能异常(较罕见,<1/1 000),建议权衡利弊后使用。曲美他嗪为抗心肌缺血治疗的二线药物,主要通过抑制脂肪酸氧化,优化心肌细胞的能量代谢,改善心肌缺血和左心功能,不具有血管扩张效应,与西地那非联用不会引起严重的低血压,可作为抗心肌缺血的辅助治疗。本处方属联合用药不适宜。

【干预建议】停用西地那非或将硝酸酯类药物改为曲美他嗪辅助治疗,或权衡利弊后改为 β 受体拮抗剂抗心肌缺血治疗。

案例 13

【处方描述】

性别:男　年龄:50 岁
临床诊断:高血压 3 级(极高危);慢性稳定型心绞痛。
处方内容:

盐酸贝那普利片	20mg	q.d.	p.o.
苯磺酸氨氯地平片	5mg	q.d.	p.o.
单硝酸异山梨酯缓释片	30mg	b.i.d.	p.o.

【处方问题】用法、用量不适宜。

【机制分析】2010 年《硝酸酯在心血管疾病中规范化应用的专家共识》指出,任何剂型的硝酸酯类药物若使用不当或连续应用 48~72 小时,如连续静脉滴注硝酸甘油,或不撤除透皮贴剂,或未以非耐药方式口服多个剂量的硝酸异山梨酯或单硝酸异山梨酯等,均可产生耐药性。在临床实践中,有些医师因担心患者夜间出现心绞痛发作,采用早晨给予患者长效单硝酸异山梨酯缓释片、傍晚加用短效硝酸异山梨酯的治疗方案,反而会加剧硝酸酯类药物的耐药性,不利于症状控制,应予以避免。硝酸酯类药物一旦发生耐药不仅影响临床疗效,而且可能加剧内皮功能损害,对患者的预后产生不利影响。

硝酸酯类药物的耐药现象呈时间和剂量依赖性,具有恢复快等特点。通常,经过一个短暂的停药期(24 小时)后,耐药现象可迅速消失。为避免耐药性,临床常采取偏心给药,空出 10~12 小时的无药期。本案例患者使用单硝酸异山梨酯缓释片,该药的有效浓度维持时间为 10~14 小时,为避免长期、连续用药产生耐药性,应偏心给药。单硝酸异山梨酯缓释片一天 2 次给药无法空出足够时间的无药期,正确的给药频次为一天 1 次。各类硝酸酯类药物的偏心给药方法见表 4-9。

表 4-9　硝酸酯类药物的偏心给药方法

药物名称	给药方法
硝酸甘油	
透皮贴剂	敷贴 10~12 小时后撤除,留出 10~12 小时的无药期
静脉制剂	连续静脉滴注 10~12 小时后停药,留出 10~12 小时的无药期
硝酸异山梨酯	
平片	每天 3 次给药,每次间隔 5 小时;或每天 4 次给药,每次间隔 4 小时
缓释制剂	每天 2 次给药,每次间隔 7~8 小时
静脉制剂	连续静脉滴注 10~12 小时后停药,留出 10~12 小时的无药期
单硝酸异山梨酯	
平片	每天 2 次给药,每次间隔 7~8 小时
缓释制剂	每天 1 次给药
静脉制剂	无临床价值,不应采用

此外,本案例患者诊断为慢性稳定型心绞痛,根据冠心病的二级预防用药原则,若无禁忌证,还需要长期使用 β 受体拮抗剂、抗血小板药及他汀类调血脂药。本处方属用法、用量不适宜。

【干预建议】单硝酸异山梨酯缓释片给药频次改为一天 1 次,完善冠心病的二级预防用药。

三、钙通道阻滞剂

案例 14
【处方描述】

性别:男　年龄:62 岁
临床诊断:不稳定型心绞痛;高血压 3 级(极高危);高胆固醇血症。
处方内容:

阿司匹林肠溶片	100mg	q.d.	p.o.
硫酸氢氯吡格雷片	75mg	q.d.	p.o.
琥珀酸美托洛尔缓释片	11.875mg	q.d.	p.o.
阿托伐他汀钙片	20mg	q.n.	p.o.
硝苯地平片	10mg	t.i.d.	p.o.

【处方问题】遴选药品不适宜。

【机制分析】ACEI/ARB 和 β 受体拮抗剂可改善患者的预后,提高患者的生存率,为冠心病患者首选的抗高血压药。长效二氢吡啶类 CCB 对冠心病患者死亡率的影响为中性。硝苯地平普通片为短效二氢吡啶类 CCB,具有明显的反射性交感神经兴奋作用,但会增加心脏氧耗量而使心率加快。同时,该药的降压作用显著且不稳定,用药后可能引发不良心血管事件,增加病死率,ACS 患者应避免使用短效 CCB。ACS 患者也不宜常规使用 CCB,除非患者使用其他抗心肌缺血药物(硝酸酯类药物、β 受体拮抗剂)治疗无效或效果不佳,或并存难以控制的高血压(使用 ACEI/ARB 和 β 受体拮抗剂后仍不达标),方可联用长效二氢吡啶类 CCB 如氨氯地平、非洛地平。本案例患者诊断为不稳定型心绞痛,临床分型为 ACS 的一种,且合并高血压,使用美托洛尔降压的同时还可改善心肌缺血与远期预后,用药合理。

患者使用短效二氢吡啶类硝苯地平不合理,建议停用。ACS 合并高血压的患者首选 ACEI/ARB 和 β 受体拮抗剂降压治疗,以改善心室重构和患者的预后。本处方属遴选药品不适宜。

【干预建议】停用硝苯地平片,改为 ACEI 或 ARB 治疗。

案例 15

【处方描述】

性别:女　年龄:70 岁
临床诊断:冠心病;慢性心功能不全(NYHA Ⅲ级)。
处方内容:

盐酸曲美他嗪片	20mg	t.i.d.	p.o.
阿司匹林肠溶片	100mg	q.d.	p.o.
吲达帕胺缓释片	1.5mg	q.d.	p.o.
螺内酯片	20mg	b.i.d.	p.o.
盐酸地尔硫䓬片	15mg	t.i.d.	p.o.

【处方问题】遴选药品不适宜。

【机制分析】在缓解心绞痛症状方面,β 受体拮抗剂比 CCB 更有效。在改善运动耐量和改善心肌缺血方面,β 受体拮抗剂和 CCB 的作用相当。β 受体拮抗剂通过降低心率和心肌氧耗量,改善心肌缺血、缺氧症状,此外还可改善左室心功能及心室重构,可有效降低冠心病合并慢性心力衰竭患者的死亡率和再住院率,如无禁忌证,应长期应用。二氢吡啶类和非二氢吡啶类 CCB 对缓解心绞痛症状均有效,非二氢吡啶类 CCB 由于其抑制心脏收缩和传导功能,二~三度房室传导阻滞、心力衰竭患者禁用。地尔硫䓬和维拉帕米为非二氢吡啶类 CCB 的代表药物,能够减慢房室传导,常用于伴有心房颤动或心房扑动的心绞痛患者。此类药物具有负性频率、减慢心率和心脏传导作用,合并有左心室功能不全、房室传导阻滞、严重窦性心动过缓及低血压(≤90mmHg)的患者禁忌使用。本案例患者慢性心力衰竭,心功能 NYHA Ⅲ 级,使用地尔硫䓬可增加心力衰竭恶化与心力衰竭住院风险。冠心病合并心力衰竭的抗心肌缺血治疗首选 β 受体拮抗剂,必须应用 CCB 时可选择长效二氢吡啶类药物如氨氯地平、非洛地平或硝苯地平缓(控)释片。本处方属遴选药品不适宜。

【干预建议】建议将地尔硫䓬改为美托洛尔或比索洛尔。

案例 16
【处方描述】

性别:女　年龄:81 岁

临床诊断:冠心病;高血压 3 级(极高危);三度房室传导阻滞;慢性心功能不全(NYHA Ⅲ级)。

处方内容:

阿司匹林肠溶片	100mg	q.d.	p.o.
盐酸地尔硫䓬缓释胶囊	180mg	q.d.	p.o.
瑞舒伐他汀钙片	10mg	q.n.	p.o.
盐酸贝那普利片	10mg	q.d.	p.o.
苯磺酸氨氯地平片	5mg	q.d.	p.o.
螺内酯片	20mg	b.i.d.	p.o.

【处方问题】遴选药品不适宜。

【机制分析】地尔硫䓬具有负性肌力、负性频率作用,病态窦房结综合征、二或三度房室传导阻滞未安装心脏起搏器的患者、心功能不全患者禁忌使用。本案例患者三度房室传导阻滞且合并心力衰竭,因而禁用地尔硫䓬。患者未安装心脏起搏器前不宜使用任何能减慢心率的药物,如 β 受体拮抗剂、伊伐布雷定以及非二氢吡啶类药物地尔硫䓬、维拉帕米等。本处方属遴选药品不适宜。

【干预建议】停用地尔硫䓬,安装心脏起搏器。

案例 17

【处方描述】

性别:女　年龄:55 岁

临床诊断:冠心病。

处方内容:

曲美他嗪缓释片	35mg	b.i.d.	p.o.
伊伐布雷定片	5mg	b.i.d.	p.o.
地尔硫䓬缓释胶囊(Ⅱ)	90mg	q.d.	p.o.
硫酸氢氯吡格雷片	75mg	q.d.	p.o.

【处方问题】联合用药不适宜、遴选药品不适宜。

【机制分析】地尔硫䓬为非二氢吡啶类 CCB 的代表药物,能够减慢房室传导,适用于伴有心房颤动或心房扑动的心绞痛患者。伊伐布雷定能特异性地阻滞心脏去极化期的 I_f 钾离子通道、减慢静息和运动心率、降低心肌氧耗量,为冠心病患者抗心肌缺血治疗的二线用药,适用于对 β 受体拮抗剂不耐受、效果不佳或存在用药禁忌的情况。冠心病患者的静息心率控制目标为 55~60 次 /min,若患者给予足量的 β 受体拮抗剂后心率仍 >70 次 /min,可考虑增加伊伐布雷定治疗,推荐起始剂量为 5mg,2 次 /d,最大日剂量为 15mg。此外,伊伐布雷定和地尔硫䓬都具有降低心率的作用,均是肝药酶 CYP3A4 底物,后者还是中效 CYP3A4 抑制剂,与伊伐布雷定联用能抑制其代谢,增加血药浓度,使发生心动过缓的风险增加,禁忌联合使用。本案例患者如无 β 受体拮抗剂不耐受、效果不佳或存在用药禁忌的情况,建议首选 $β_1$ 受体拮抗剂如美托洛尔、比索洛尔、阿替洛尔治疗,抗心肌缺血的同时还能改善患者的预后、提高生存率。本处方属联合用药不适宜、遴选药品不适宜。

【干预建议】停用地尔硫䓬,改为 $β_1$ 受体拮抗剂治疗,若心率仍不达标再考虑加用伊伐布雷定。

四、其他二线抗心肌缺血药物

案例 18

【处方描述】

性别:女　年龄:65 岁

临床诊断:耳鸣;眩晕。

处方内容：

甲磺酸倍他司汀片	6mg	t.i.d.	p.o.
盐酸氟桂利嗪胶囊	10mg	q.n.	p.o.
盐酸曲美他嗪片	20mg	t.i.d.	p.o.
脑心通胶囊	0.8mg	t.i.d.	p.o.

【处方问题】遴选药品不适宜。

【机制分析】2014 年 8 月国家食品药品监督管理总局发布通告,明确指出曲美他嗪仅用于对一线抗心绞痛疗法控制不佳或无法耐受的稳定型心绞痛患者的对症治疗,不再用于耳鸣、眩晕的治疗。本处方属遴选药品不适宜。

【干预建议】停用曲美他嗪。

案例 19
【处方描述】

性别:男　年龄:75 岁

临床诊断:冠心病;慢性稳定型心绞痛;心律失常;帕金森病。

处方内容：

琥珀酸美托洛尔缓释片	11.875mg	q.d.	p.o.
曲美他嗪片	20mg	t.i.d.	p.o.
多巴丝肼片	0.125g	b.i.d.	p.o.
硫酸氢氯吡格雷片	75mg	q.d.	p.o.
瑞舒伐他汀片	10mg	q.n.	p.o.

【处方问题】遴选药品不适宜。

【机制分析】曲美他嗪通过抑制脂肪酸氧化,优化心肌细胞的能量代谢,提升细胞内的 ATP 水平和细胞内环境稳定,从而改善心肌缺血、缺氧及左心功能,降低心绞痛发作频率,可与 β 受体拮抗剂、硝酸酯类等药物联合用于抗心肌缺血治疗。

2014 年 8 月国家食品药品监督管理总局发布关注曲美他嗪引起运动障碍等安全性风险通告,明确指出曲美他嗪仅用于对一线抗心绞痛疗法控制不佳或无法耐受的稳定型心绞痛患者的对症治疗,不再用于耳鸣、眩晕的治疗。帕金森病、帕金森综合征、震颤、不宁腿综合征以及其他相关的运动障碍患者禁止使用曲美他嗪。本案例患者诊断为帕金森病,使用曲美他嗪可诱发震颤、运动不能、张力亢进等运动障碍风险,故帕金森病患者禁用。本处方属遴选药品不适宜。

【干预建议】停用曲美他嗪,改为单硝酸异山梨酯缓释片等长效硝酸酯类药物改善心绞痛症状。

案例 20

【处方描述】

> 性别:女　年龄:77 岁
> 临床诊断:冠心病;高血压 2 级(极高危);慢性肾功能不全(CKD 5 期)。
> 处方内容:
>
> | 阿司匹林肠溶片 | 100mg | q.d. | p.o. |
> | 琥珀酸美托洛尔缓释片 | 23.75mg | q.d. | p.o. |
> | 曲美他嗪片 | 20mg | t.i.d. | p.o. |
> | 阿托伐他汀钙胶囊 | 10mg | q.d. | q.n. |

【处方问题】遴选药品不适宜。

【机制分析】曲美他嗪通过抑制脂肪酸氧化,优化心肌细胞的能量代谢,提升细胞内的 ATP 水平和细胞内环境稳定,从而改善心肌缺血、缺氧及左心功能,降低心绞痛发作频率,可与 β 受体拮抗剂、硝酸酯类等药物联合抗心肌缺血治疗。

2017 年欧洲心脏病学会《ST 段抬高型急性心肌梗死管理指南》指出,对肾功能不全、CKD 5 期患者可安全使用阿司匹林且无须调整剂量。阿托伐他汀说明书指出肾脏疾病对阿托伐他汀的血药浓度和降低 LDL-C 作用无影响,因此肾功能不全患者无须调整剂量。琥珀酸美托洛尔缓释片说明书指出肾功能对美托洛尔的清除率无明显影响,肾功能损害患者无须调整剂量。综上所述,患者使用阿司匹林、美托洛尔、阿托伐他汀均合理。

2014 年 8 月国家食品药品监督管理总局发布通告,明确指出曲美他嗪仅用于对一线抗心绞痛疗法控制不佳或无法耐受的稳定型心绞痛患者的对症治疗。对中度肾功能不全(肌酐清除率为 30~60ml/min)患者和老年患者,用药剂量需适当调整;严重肾功能损害(肌酐清除率 <30ml/min)者禁止使用曲美他嗪。本案例患者肾功能不全,CKD 5 期,使用曲美他嗪存在用药禁忌。本处方属遴选药品不适宜。

【干预建议】停用曲美他嗪,若心绞痛症状改善不佳建议在使用美托洛尔基础上再加用其他一线抗心肌缺血药物,如硝酸酯类药物。

案例 21

【处方描述】

性别:男　年龄:55 岁

临床诊断:冠心病;老年性关节炎。

处方内容:

阿司匹林肠溶片	100mg	q.d.	p.o.
琥珀酸美托洛尔缓释片	47.5mg	q.d.	p.o.
盐酸曲美他嗪缓释片	35mg	t.i.d.	p.o.
辛伐他汀片	40mg	q.n.	p.o.
盐酸氨基葡萄糖胶囊	0.25g	t.i.d.	p.o.

【处方问题】用法、用量不适宜。

【机制分析】曲美他嗪片的用法用量为 20mg t.i.d.,案例患者使用曲美他嗪为缓释制剂,该剂型的用法用量为 35mg b.i.d.。本处方属用法、用量不适宜。

【干预建议】将曲美他嗪缓释片 35mg t.i.d. 改为 35mg b.i.d. 使用。

案例 22

【处方描述】

性别:男　年龄:77 岁

临床诊断:冠心病,冠状动脉支架植入后状态(PCI 术后);二尖瓣关闭不全(中度);慢性心功能不全(NYHA Ⅱ级);原发性高血压 3 级(极高危);脑梗死后遗症。

处方内容:

阿司匹林肠溶片	100mg	q.d.	p.o.
硫酸氢氯吡格雷片	75mg	q.d.	p.o.
琥珀酸美托洛尔缓释片	23.75mg	q.d.	p.o.
瑞舒伐他汀钙片	10mg	q.n.	p.o.
缬沙坦胶囊	80mg	q.d.	p.o.
0.9% 氯化钠注射液	30ml	q.d.	i.v.
左卡尼汀注射液	1.0g	q.d.	i.v.
曲美他嗪片	20mg	t.i.d.	p.o.

【处方问题】联合用药不适宜、适应证不适宜。

【机制分析】曲美他嗪为 β - 酮酯酰 CoA 硫解酶抑制剂，主要通过抑制脂肪酸 β 氧化，促进葡萄糖氧化，优化心肌细胞的能量代谢，提升细胞内的 ATP 水平和细胞内环境稳定，从而改善心肌缺血、缺氧及左心功能，降低心绞痛发作频率。左卡尼汀是脂肪酸代谢的必需辅助因子，主要促进脂类代谢，使堆积的酯酰 CoA 进入线粒体内，减少其对腺嘌呤核苷酸转位酶的抑制，使心脏从以无氧酵解产能为主重新回到以脂肪酸氧化产能为主。左卡尼汀适用于慢性肾衰竭患者长期维持血液透析继发的左卡尼汀缺乏症，与本案例患者的诊断不符。虽有左卡尼汀用于冠心病和慢性心力衰竭的超说明书用药情况，但该药与曲美他嗪在心肌能量代谢底物的选择方面相悖，存在药理作用相互拮抗效应，不宜联用。本处方属联合用药不适宜、适应证不适宜。

【干预建议】停用左卡尼汀。

案例 23

【处方描述】

性别：男   年龄：58 岁

临床诊断：冠心病；2 型糖尿病，视网膜病变。

处方内容：

单硝酸异山梨酯缓释片	40mg	q.d.	p.o.
尼可地尔片	5mg	t.i.d.	p.o.
阿司匹林肠溶片	100mg	q.d.	p.o.
盐酸二甲双胍片	0.25g	t.i.d.	p.o.
阿卡波糖片	50mg	t.i.d.	p.o.
阿托伐他汀钙片	20mg	q.n.	p.o.

【处方问题】联合用药不适宜。

【机制分析】冠心病患者抗心肌缺血治疗的一线药物包括硝酸酯类药物、β 受体拮抗剂、CCB。硝酸酯类药物与 β 受体拮抗剂合用有协同作用，并可抵消各自的不良反应，达到取长补短，若无禁忌证，建议联合抗心肌缺血治疗。尼可地尔兼有 ATP 依赖的 K^+ 通道开放作用及类硝酸酯的药理特性，可改善缺血和劳力型心绞痛症状。患者使用其他一线抗心肌缺血药物减轻症状效果不佳时，可加用尼可地尔。尼可地尔与硝酸酯类药物无交叉耐药性，引起头痛的发生率低，对血压无显著影响，适用于对硝酸酯类药物不耐受的患者。但是尼可地尔与单硝酸异山梨酯具有相同的血管扩张作用，两者联用可能引起严重的低血压等不良反应,应避免合用。本处方属联合用药不适宜。

【干预建议】将尼可地尔改为比索洛尔或美托洛尔抗心肌缺血治疗。

案例 24
【处方描述】

性别:女　年龄:68 岁

临床诊断:心绞痛;肺动脉高压。

处方内容:

枸橼酸西地那非片	50mg	q.d.	p.o.
尼可地尔片	5mg	t.i.d.	p.o.

【处方问题】联合用药不适宜。

【机制分析】西地那非可超适应证用于肺动脉高压,该药使体循环血管扩张,可引起血压下降。尼可地尔有类硝酸酯的药理特性,具有扩张冠状动脉血管、抗心肌缺血作用,与西地那非联用可增强尼可地尔的降压作用,可能引起严重的低血压,两者不宜联用。β 受体拮抗剂为冠心病抗心肌缺血治疗的一线药物,改善心肌缺血症状的同时还可改善患者的远期预后。曲美他嗪为抗心肌缺血治疗的二线药物,主要通过调节抑制脂肪酸氧化,优化心肌细胞的能量代谢,改善心肌缺血和左心功能,不具有血管扩张效应,与西地那非联用不会发生低血压现象。本处方属联合用药不适宜。

【干预建议】停用尼可地尔,改为 β 受体拮抗剂或曲美他嗪等抗心绞痛药治疗。

五、抗血栓药

案例 25
【处方描述】

性别:男　年龄:59 岁

临床诊断:冠心病;慢性稳定型心绞痛;慢性心功能不全(NYHA Ⅲ 级)。

处方内容:

曲美他嗪片	20mg	t.i.d.	p.o.
阿司匹林肠溶片	100mg	q.d.	p.o.
地高辛片	0.25mg	q.d.	p.o.
西洛他唑片	100mg	b.i.d.	p.o.

【处方问题】适应证不适宜;遴选药品不适宜。

【机制分析】西洛他唑是选择性磷酸二酯酶Ⅲ抑制剂,具有抗血小板、扩张血管、抑制平滑肌增殖等作用。该药的适应证为慢性动脉闭塞症,用于改善慢性动脉闭塞症引起的溃疡、肢痛、冷感及间歇性跛行等缺血性症状。阿司匹林为冠心病二级预防首选的抗血小板药。西洛他唑抗血小板治疗在冠心病中的应用,临床研究多数在东亚国家进行,缺乏在欧美人群中应用的有效性、安全性证据。目前,尚无西洛他唑用于冠心病治疗的指南推荐,故案例中患者使用西洛他唑为超说明书用药。

此外,西洛他唑为选择性磷酸二酯酶Ⅲ抑制剂,长期应用可降低心力衰竭患者的远期生存率,说明书明确规定心功能 NYHA Ⅲ级及Ⅲ级以上的心力衰竭患者禁忌使用。本案例患者心功能 NYHA Ⅲ级,使用西洛他唑存在用药禁忌,应停用。本处方属适应证不适宜、遴选药品不适宜。

【干预建议】停用西洛他唑,单用阿司匹林抗血小板治疗即可,若阿司匹林不耐受可改为氯吡格雷治疗。

案例 26

【处方描述】

性别:男　年龄:68 岁
临床诊断:急性 ST 段抬高心肌梗死,三支病变,PCI 术后;高脂血症。
处方内容:

替格瑞洛片	90mg	b.i.d	p.o.
硫酸氢氯吡格雷片	75mg	q.d.	p.o.
阿托伐他汀钙片	20mg	q.n.	p.o.
泮托拉唑肠溶片	40mg	q.d.	p.o.
琥珀酸美托洛尔缓释片	47.5mg	q.d.	p.o.

【处方问题】联合用药不适宜。

【机制分析】阿司匹林为冠心病患者二级预防首选的抗血小板药,对阿司匹林不耐受或存在禁忌的情况下可选择氯吡格雷替代,不建议替格瑞洛 90mg b.i.d. 替代阿司匹林单联抗血小板治疗。心肌梗死患者二联抗血小板治疗(DAPT)对预防心肌缺血事件、降低心血管事件死亡风险具有重要意义。心肌梗死 PCI 术后建议 DAPT 至少 12 个月,DAPT 方案可选择阿司匹林(100mg q.d.)联用氯吡格雷(75mg q.d.)或阿司匹林(100mg q.d.)联用替格瑞洛(90mg b.i.d.)。对血栓事件风险相对较高的 ACS 患者,如合并糖尿病、慢性肾功能不全及复杂冠状动脉病变等,首选替格瑞洛(首次负荷剂量为 180mg,维持剂量为 90mg b.i.d.)联合应用阿司匹林至少 12 个月。对已知氯吡格雷 CYP2C19 基因型为中间代谢型、慢代谢型的患者,或氯吡格雷治疗后血小板功能检测提示高反应的人群,如无出血高危因素,也应优先选择替格瑞洛替代氯吡格雷联合阿司匹林的 DAPT 方案。本案例患者替格瑞洛联合氯吡格雷的抗血栓方案不合理,因为两者均为 P2Y12 受体拮抗剂,且替格瑞洛抑制 ADP 介导血小板活化和聚集的作用更强,两者联用会增加患者的出血风险。本处方属联合用药不适宜。

【干预建议】将替格瑞洛或氯吡格雷改为阿司匹林 100mg q.d. 治疗。

案例 27

【处方描述】

性别:男　年龄:64 岁
临床诊断:冠心病,慢性稳定型心绞痛。
处方内容:

| 利伐沙班片 | 10mg | q.d. | p.o. |

【处方问题】适应证不适宜。

【机制分析】抗血栓治疗包括抗凝治疗、抗血小板治疗和溶栓治疗。静脉血栓多为红色血栓,主要成分是红细胞和纤维蛋白,主要由血液高凝状态引起,首选抗凝治疗。抗凝血药主要通过影响凝血因子及其内、外源性凝血途径的不同环节发挥抗凝血功能,常用的口服抗凝血药主要包括华法林、达比加群酯、利伐沙班、阿哌沙班等。因此,抗凝血药对心房颤动、深静脉血栓、肺动脉栓塞、心脏瓣膜置换术后等的治疗具有重要意义。动脉血栓多为白色血栓,主要由血小板和少量纤维蛋白组成,首选抗血小板治疗。抗血小板药主要通过不同途径抑制血小板黏附、聚集和释放,防止血栓形成,此类药物主要有阿司匹林、氯吡格雷、替格瑞洛等。抗血小板药在冠心病、脑卒中、急性冠脉综合征等动脉粥样硬化性心脑血管疾病领域有广泛应用,阿司匹林是冠心病二级预防首选的抗血小板药。急性冠脉综合征在抗血小板治疗的基础上往往还需短期联合肝素、低分子量肝素抗凝治疗。综上所述,案例患者为稳定型冠心病,选择单联抗血小板治疗即可。本处方属适应证不适宜。

【干预建议】停用利伐沙班,改为阿司匹林或氯吡格雷抗血小板治疗,补充其他冠心病的二级预防用药。

案例 28

【处方描述】

性别:女   年龄:79 岁

临床诊断:稳定型冠心病;心房颤动。

处方内容:

阿司匹林肠溶片	100mg	q.d.	p.o.
华法林片	2.5mg	q.d.	p.o.
琥珀酸美托洛尔缓释片	23.75mg	q.d.	p.o.
阿托伐他汀钙片	20mg	q.n.	p.o.
盐酸胺碘酮片	200mg	q.d.	p.o.

【处方问题】遴选药品不适宜。

【机制分析】对冠心病合并心房颤动的患者,无论单纯抗凝还是双抗治疗,都难以达到预防卒中或冠状动脉血栓事件的目标,而联用抗血小板和抗凝血药又会增加出血风险。因此,冠心病合并心房颤动患者的抗栓方案需权衡出血和血栓风险,在获得最大抗栓获益的同时将出血风险降至最低。目前,各国公布的心房颤动指南均推荐 CHA$_2$DS$_2$-VASc 评分系统(表 4-10)用于非瓣膜病心房颤动的血栓风险评估,推荐 HAS-BLED 评分系统(表 4-11)用于该类患者的出血风险评估。CHA$_2$DS$_2$-VASc ≥ 2 分(女性 ≥ 3 分)的心房颤动患者推荐使用口服抗凝血药(oral anticoagulants,OAC);CHA$_2$DS$_2$-VASc 为 1 分的患者可选择 OAC 或阿司匹林,首选 OAC;CHA$_2$DS$_2$-VASc 为 0 分的患者可选择阿司匹林或者不进行抗栓治疗。HAS-BLED 评分 0~2 分为出血低、中危人群,HAS-BLED ≥ 3 分为出血高危人群。

表 4-10   CHA$_2$DS$_2$-VASc 评分系统

危险因素		分值
首字母	主要危险因素	
C	充血性心力衰竭 / 左心功能不全(congestive heart failure)	1
H	高血压(hypertension)	1
A	年龄 ≥ 75 岁(age)	2
D	糖尿病(diabetes)	1
S	卒中 / 短暂性脑缺血发作 / 血栓史(stroke)	2

续表

	危险因素	分值
	次要危险因素	
V	血管病变（vascular disease）	1
A	年龄 65~74 岁（age）	1
Sc	性别（女性）（sex category）	1
	总分（最高值）	9

表 4-11 HAS-BLED 评分系统

首字母	危险因素	分值
H	高血压（hypertension）	1
A	肾功能或肝功能异常（abnormal renal or liver function）	1 或 2
S	卒中（previous stroke）	1
B	出血（bleeding history or predisposition）	1
L	INR 不稳定［history of labile international normalized ratio（INR）］	1
E	高龄（年龄 >65 岁）（elderly）	1
D	合用阿司匹林或 NSAID 或酗酒（每项 1 分）（concomitant aspirin or nonsteroidal anti-inflammatory drug therapy，and substantial alcohol intake）	1 或 2
	总分（最高值）	9

各国对 ACS 接受 PCI 术的心房颤动患者，最优的抗栓联合治疗或联合疗程尚未统一，但是持续的出血风险提示三联抗栓的疗程要短。2016 年《ESC/EACTS 房颤管理指南》2018 年《冠心病合理用药指南（第 2 版）》等指出，CHA_2DS_2-VASc 评分 ≥ 2 分需要 OAC 治疗的 ACS 患者，推荐短期三联抗栓治疗（OAC、阿司匹林和氯吡格雷），三联治疗的总疗程一般不超过 6 个月，对出血风险高危人群甚至可缩短至 1~3 个月。因为缺乏相应的循证证据，且与氯吡格雷相比，普拉格雷或替格瑞洛发生主要出血事件风险更大，应避免用于三联治疗的一部分，除非明确必须使用这些药物，如使用阿司匹林和氯吡格雷时发生支架内血栓。短期三联治疗后改为二联治疗至 PCI 术后 12 个月（OAC 加 1 种抗血小板药），PCI 术 1 年后单独 OAC 治疗即可，OAC 可选择华法林或新型口服抗凝血药（new oral anticoagulants，NOAC）利伐沙班、达比加群酯等。AUGUSTUS 临床试验、《2019 AHA/ACC/HRS 指南：房颤患者的管理（更新版）》则建议，对于 CHA_2DS_2-VASc 评分 ≥ 2，合并 ACS 且行 PCI 置入术的房颤患者，氯吡格雷 +OAC（首选新型口服抗凝血药）治疗 12 个月的二联抗栓方案与三联相比，可降低出血风险，

12 个月之后停用氯吡格雷。同样,2020 年发布的《冠心病合并心房颤动患者抗栓管理中国专家共识》也指出,ACS 合并房颤的患者,PCI 围手术期需在双联抗血小板治疗的基础上加上 OAC 三联抗栓治疗直至出院,对于高缺血 / 血栓栓塞和低出血风险的患者,出院后三联可继续使用至术后 1 个月。推荐大多数患者出院后采用单一抗血小板药物(首选氯吡格雷)+OAC 二联抗栓治疗 12 个月,之后停用抗血小板药物。如无禁忌证,术后 OAC 治疗推荐首选 NOAC 利伐沙班、达比加群酯等,而非维生素 K 拮抗剂华法林。

综上,目前各国对 ACS 一年内合并房颤患者的抗栓联合治疗或联合疗程尚存在争议,但对于稳定型冠心病(包括慢性稳定型心绞痛、ACS 行 PCI 术超过一年、陈旧性心肌梗死等患者)合并心房颤动、$CHA_2DS_2\text{-}VASc$ 评分≥ 2 分者,单独 OAC 治疗的抗栓方案是明确一致的,可选择 NOAC(首选)或华法林。本案例患者心房颤动,$CHA_2DS_2\text{-}VASc$ 评分为 4 分(女性 1 分、年龄 2 分、血管病变 1 分),需 OAC 治疗,合并稳定型冠心病,单独使用 OAC 治疗即可,首选 NOAC,二联抗栓治疗会增加患者的出血风险。此外,胺碘酮与华法林联用会增强后者的抗凝作用,且该作用可自联用后 4~6 天持续到停药后数周或数月,两者合用时应密切监测凝血酶原时间,根据国际标准化比值(INR)调整抗凝血药的剂量。本处方属遴选药品不适宜。

【干预建议】停用阿司匹林,可考虑首选利伐沙班或达比加群酯替换华法林。

案例 29
【处方描述】

性别:男　年龄:55 岁
临床诊断:冠心病,慢性稳定型心绞痛;高血压 2 级(极高危)。
处方内容:

琥珀酸美托洛尔缓释片	47.5mg	q.d.	p.o.
瑞舒伐他汀钙片	10mg	q.n.	p.o.
培哚普利片	8mg	q.d.	p.o.

【处方问题】遴选药品不适宜。

【机制分析】冠心病二级预防的药物治疗和危险因素控制可用 A、B、C、D、E 五个字母进行总结,A 为抗血小板治疗(antiplatelet therapy,如阿司匹林或氯吡格雷)和血管紧张素转换酶抑制药(ACEI),B 为 β 受体拮抗剂(β-blocker)与血压控制(blood pressure control),C 为戒烟(cigarette quitting)与降脂(cholesterol lowering),D 为合理饮食(diet)与控制糖尿病(diabetes control),E 为运动(exercise)

与教育（education）。综上所述，本案例患者缺少抗血小板治疗药物，诊断为稳定型冠心病，需终身单联抗血小板治疗，首选阿司匹林，若不耐受或存在禁忌可改为氯吡格雷治疗。本处方属遴选药品不适宜。

【干预建议】加用阿司匹林或氯吡格雷抗血小板治疗。

案例 30

【处方描述】

性别：男　年龄：45 岁

临床诊断：冠心病；风湿性心脏病瓣膜置换术后（机械瓣）。

处方内容：

养心氏片	2.4g	t.i.d.	p.o.
达比加群酯胶囊	110mg	b.i.d.	p.o.

【处方问题】遴选药品不适宜。

【机制分析】抗血栓药治疗包括抗凝治疗、抗血小板治疗和溶栓治疗。冠心病是冠状动脉粥样硬化性心脏病的简称，在动脉血栓形成过程中，血小板聚集是重要的始动因素，故抗血小板治疗尤为重要。抗凝血药主要通过影响凝血因子及其内、外源性凝血途径的不同环节发挥抗凝血功能，对心房颤动、深静脉血栓、肺动脉栓塞、心脏瓣膜置换术后等的治疗具有重要意义。新型口服抗凝血药达比加群酯、利伐沙班、阿哌沙班可用于心房颤动合并主动脉瓣狭窄、主动脉瓣关闭不全以及二尖瓣关闭不全或主动脉生物瓣置换 3 个月后的患者。新型口服抗凝血药在瓣膜置换术后的抗凝应用缺少临床循证医学证据，禁用于中至重度二尖瓣狭窄和机械瓣置入患者。瓣膜病患者应选择华法林抗凝治疗。对冠心病合并心脏瓣膜置换术的患者平衡血栓与出血风险，仅需抗凝治疗即可，推荐使用华法林。本处方属遴选药品不适宜。

【干预建议】将达比加群酯改为华法林。

案例 31

【处方描述】

性别：男　年龄：64 岁

临床诊断：急性非 ST 段抬高心肌梗死。

处方内容：

0.9% 氯化钠注射液	100ml		
注射用尿激酶	150 万 U	iv.gtt	q.d.

【处方问题】遴选药品不适宜。

【机制分析】STEMI 患者的冠状动脉管腔完全闭塞,血流缓慢甚至停止,产生红色血栓,主要成分为纤维蛋白和红细胞,极早期采用溶栓或 PCI 尽早开通梗死相关动脉可明显降低死亡率、减少并发症、改善患者的预后。UAP/NSTEMI 患者发病时冠状动脉斑块损伤诱发急性非闭塞性血栓,冠状动脉血管侧支循环较好,冠状动脉内的血栓主要由聚集呈珊瑚状的血小板小梁构成,又称血小板血栓或白色血栓。白色血栓或红、白混合血栓为主的血栓,临床以抗血小板和抗凝治疗为主。溶栓药物为纤维蛋白溶解药,适用于产生红色血栓的 STEMI 患者。UAP/NSTEMI 患者使用溶栓药物反而可能激活凝血系统,引起栓子脱落,从而导致更严重的完全性闭塞。溶栓治疗对 UAP/NSTEMI 患者有害无益,且增加患者继发心肌梗死和死亡的风险。本案例患者为 NSTEMI 患者,使用尿激酶溶栓治疗不合理。本处方属遴选药品不适宜。

【干预建议】NSTEMI 患者建议选择抗血小板和抗凝治疗,对药物治疗效果不好的 NSTEMI 患者宜尽早选择 PCI 治疗,恢复冠状动脉血流灌注。

案例 32

【处方描述】

性别:男　年龄:68 岁

临床诊断:冠心病,急性 ST 段抬高心肌梗死,PCI 术后;原发性高血压 2 级(极高危);2 型糖尿病。

处方内容:

阿司匹林肠溶片	100mg	q.d.	p.o.
硫酸氢氯吡格雷片	75mg	q.d.	p.o.
琥珀酸美托洛尔缓释片	23.75mg	q.d.	p.o.
阿托伐他汀钙片	40mg	q.n.	p.o.
奥美拉唑肠溶片	20mg	q.d.	p.o.
伏格列波糖片	0.2mg	q.d.	p.o.

【处方问题】联合用药不适宜。

【机制分析】急性冠脉综合征患者 PCI 术后,规范的抗血小板治疗是降低心血管事件的重要措施。然而,抗血小板药是一把双刃剑,消化道出血是其最常见的不良反应。小剂量阿司匹林抑制环氧合酶 -1(cyclooxygenase-1,COX-1)的活性,使前列腺素合成减少、胃黏液及 HCO_3^- 分泌减少,破坏胃黏膜的疏水保护屏障,使白三烯等细胞毒性物质的释放增多,进而刺激并直接损伤胃黏膜。

氯吡格雷为血小板膜上的 ADP 受体拮抗剂,抑制血小板衍生生长因子及血小板释放血管内皮生长因子,从而阻碍新生血管生成并影响溃疡愈合,阿司匹林联合氯吡格雷使用可使消化道出血风险增加 2~3 倍。用药后发生出血和出血风险高危患者可给予护胃药物治疗、预防消化道出血,首选质子泵抑制剂(PPI)。

　　氯吡格雷为前体药物,需经过肝药酶 CYP2C19 转化才能发挥药效,各类 PPI 对 CYP2C19 存在不同程度的抑制作用,5 种 PPI 对 CYP2C19 的抑制强度为奥美拉唑 > 埃索美拉唑 > 兰索拉唑 > 泮托拉唑 > 雷贝拉唑。硫酸氢氯吡格雷(波立维)说明书载氯吡格雷部分通过 CYP2C19 代谢为其活性代谢产物,服用抑制 CYP2C19 活性的药物可能降低氯吡格雷转化为活性代谢物的水平,因此不推荐合并使用强效或中效 CYP2C19 抑制剂包括奥美拉唑、埃索美拉唑等。奥美拉唑 80mg 每日 1 次,与氯吡格雷同服或间隔 12 小时服用,均使氯吡格雷活性代谢物的血药浓度下降 45%(负荷剂量)和 40%(维持剂量)。药理学研究虽证实不同的 PPI 对氯吡格雷的抗血小板作用的影响存在差异,但尚无临床预后终点研究证据。患者联用氯吡格雷与 PPI 时,临床医师应遵循药品说明书,首选对肝药酶 CYP2C19 抑制强度小、争议小的药物。雷贝拉唑虽然对 CYP2C19 的依赖性较小,但其主要代谢产物对 CYP2C19 有较强的抑制作用,与氯吡格雷联用也存在争议。综上所述,氯吡格雷与 PPI 联用,首选泮托拉唑。本处方属联合用药不适宜。

　　【干预建议】停用奥美拉唑,改为泮托拉唑。

案例 33

【处方描述】

性别:女　年龄:61 岁

临床诊断:冠心病,PCI 术后;高血压 2 级(高危);颈椎病。

处方内容:

硫酸氢氯吡格雷片	75mg	q.d.	p.o.
阿司匹林肠溶片	100mg	q.d.	p.o.
单硝酸异山梨酯片	20mg	b.i.d.	p.o.
泮托拉唑钠肠溶片	40mg	q.d.	p.o.
铝镁匹林片(Ⅱ)	114mg	q.d.	p.o.
酒石酸美托洛尔片	50mg	b.i.d.	p.o.

　　【处方问题】联合用药不适宜。

　　【机制分析】铝镁匹林片(Ⅱ)的成分为 81mg 阿司匹林、22mg 重质碳酸镁和 11mg 甘羟铝,冠心病的二级预防使用阿司匹林的维持剂量为 75~100mg/d。

本案例患者处方中的阿司匹林总剂量为 181mg,日剂量超过 100mg/d,增加出血风险,存在重复用药。本处方属联合用药不适宜。

【干预建议】建议选择铝镁匹林片(Ⅱ)或阿司匹林肠溶片其中的 1 种即可。

案例 34
【处方描述】

性别:女 年龄:63 岁

临床诊断:冠心病,支架植入术后;高胆固醇血症;2 型糖尿病。

处方内容:

阿卡波糖片	50mg	t.i.d.	p.o.
瑞格列奈片	2mg	t.i.d.	p.o.
阿托伐他汀钙片	10mg	q.d.	p.o.
硫酸氢氯吡格雷片	75mg	q.d.	p.o.
富马酸比索洛尔片	5mg	q.d.	p.o.

【处方问题】联合用药不适宜。

【机制分析】瑞格列奈为非磺酰脲类促胰岛素分泌的餐时血糖调节药,推荐起始剂量为 0.5mg/ 次,单次最大剂量为 4mg,最大日剂量不超过 16mg。瑞格列奈的代谢和清除受 CYP450 酶的抑制或诱导作用而发生改变。瑞格列奈主要通过 CYP2C8 代谢,经 CYP3A4 酶代谢有限。瑞格列奈(商品名:诺和龙)说明书(2015 年 12 月 22 日)指出,如果 CYP2C8 的作用受到抑制,CYP3A4 的影响会相对增强。因此,瑞格列奈联用 CYP2C8 和 CYP3A4 抑制剂时均应格外谨慎。2016 年 9 月 16 日,FDA 批准氯吡格雷(商品名:波立维)的说明书做如下修改:体外研究显示,氯吡格雷的酰基 β - 葡糖醛酸代谢物为强效 CYP2C8 抑制剂。本药与瑞格列奈合用会显著增加瑞格列奈的系统暴露量,可增强和 / 或延长瑞格列奈的降血糖作用,接受氯吡格雷维持治疗的患者需要同时接受瑞格列奈治疗时,瑞格列奈的初始剂量为 0.5mg/ 次,餐时用药,根据血糖水平调整剂量,日剂量不超过 4mg。加拿大卫生部于 2015 年 7 月 31 日发布安全通报,禁止瑞格列奈与氯吡格雷合用,因为两者可发生药物相互作用,导致血糖显著降低。瑞格列奈(商品名:Gluconorm)的加拿大药品说明书中已增加该禁止合用信息。那格列奈同为非磺酰脲类促胰岛素分泌的口服降血糖药,该药主要经 CYP2C9 代谢,不受氯吡格雷的影响,两者联用对血糖无影响。综上所述,该患者联用氯吡格雷与瑞格列奈,瑞格列奈的日剂量 6mg 超过 FDA 通告中的最大日剂量,建议将瑞格列奈改为那格列奈控制血糖,以免发生低血糖风险。本处方属联合用药不适宜。

【干预建议】停用瑞格列奈,改为那格列奈。

案例 35

【处方描述】

性别:男　年龄:71 岁

临床诊断:冠心病;高血压 2 级(极高危);脑梗死后遗症;慢性浅表性胃炎。

处方内容:

替格瑞洛片	90mg	b.i.d.	p.o.
泮托拉唑肠溶片	40mg	q.d.	p.o.
苯磺酸氨氯地平片	5mg	q.d.	p.o.
硫酸氢氯吡格雷片	75mg	q.d.	p.o.
阿司匹林肠溶片	100mg	q.d.	p.o.

【处方问题】联合用药不适宜。

【机制分析】抑制冠心病患者血小板功能对预防心肌缺血事件、降低心血管事件死亡风险具有重要意义。冠心病患者的抗血小板治疗方案及疗程为①慢性稳定型心绞痛且未行支架植入术的患者:终身抗血小板治疗,首选阿司匹林(维持剂量为 75~100mg q.d.),不能耐受或禁忌使用阿司匹林者可选择氯吡格雷(维持剂量为 75mg q.d.)替代。② ACS 急性期抗血小板治疗:无论是否行 PCI 治疗,均主张阿司匹林联用 P2Y12 受体拮抗剂(维持剂量的氯吡格雷 75mg q.d. 或替格瑞洛 90mg b.i.d.)的二联抗血小板治疗方案(DAPT)。③ ACS 患者长期抗血小板治疗:接受药物保守治疗或 PCI 治疗植入各类支架的患者,均建议 DAPT方案至少持续 12 个月。DAPT 疗程足够后,首选阿司匹林终身治疗,对阿司匹林禁忌或不耐受者可换用氯吡格雷,但不主张单用替格瑞洛。综上所述,本案例患者为稳定型冠心病合并脑梗死,只需要单联抗血小板治疗即可,三联抗血小板治疗会显著增加患者的出血风险。同时,考虑患者既往慢性胃炎病史,可选择氯吡格雷替代阿司匹林终身抗血小板治疗。本处方属联合用药不适宜。

【干预建议】停用替格瑞洛,保留阿司匹林(在慢性胃炎可耐受的情况下)或氯吡格雷单联抗血小板治疗。

案例 36

【处方描述】

性别:女　年龄:69 岁

临床诊断:急性非 ST 段抬高心肌梗死,支架植入术 1 个月;心房颤动。

处方内容：

阿托伐他汀钙片	20mg	q.n.	p.o.
阿司匹林肠溶片	100mg	q.d.	p.o.
华法林钠片	2.5mg	q.d.	p.o.
替格瑞洛片	90mg	b.i.d.	p.o.
酒石酸美托洛尔片	25mg	b.i.d.	p.o.

【处方问题】联合用药不适宜。

【机制分析】对 NSTEMI 合并心房颤动，CHA_2DS_2-VASc 评分为 1 分（男性）或 2 分（女性）的患者，支架术后推荐使用含有新型 P2Y12 受体拮抗剂的二联抗血小板治疗。CHA_2DS_2-VASc 评分 ≥ 2 分（女性 ≥ 3 分），如果患者的出血风险低（HAS-BLED 评分 ≤ 2 分），推荐使用如下三联抗血栓治疗：口服抗凝血药（OAC）+ 阿司匹林 + 氯吡格雷持续 6 个月，接下来 6 个月 OAC+ 阿司匹林或者 OAC+ 氯吡格雷；如果患者的出血风险高（HAS-BLED 评分 ≥ 3 分），推荐使用如下三联抗血栓治疗：OAC+ 阿司匹林 + 氯吡格雷持续 1 个月，接下来 11 个月 OAC+ 阿司匹林或者 OAC+ 氯吡格雷。以上治疗策略适用于所有支架类型（裸支架或者新型药物涂层支架），阿司匹林的剂量为 75~100mg/d，氯吡格雷的剂量为 75mg/d。因为缺乏相应的证据，且与氯吡格雷相比主要出血风险更大，应避免使用替格瑞洛或普拉格雷作为抗血小板药组成三联抗栓治疗。替格瑞洛或普拉格雷联合 OAC 仅可以考虑用于以下特殊情况：如确定在使用氯吡格雷、阿司匹林和 OAC 时出现支架内血栓。综上所述，本案例患者的 CHA_2DS_2-VASc 评分 >2 分，PCI 术后 1 个月需三联抗血栓治疗，合理的抗血栓方案为 OAC+ 阿司匹林 + 氯吡格雷。本处方属联合用药不适宜。

【干预建议】将替格瑞洛 90mg b.i.d. 改为氯吡格雷 75mg q.d.。

案例 37

【处方描述】

性别：女　年龄：70 岁

临床诊断：冠心病，支架植入术后；慢性肾功能不全（CKD 4 期）。

处方内容：

替格瑞洛片	90mg	q.d.	p.o.
阿司匹林肠溶片	100mg	q.d.	p.o.
阿托伐他汀钙片	20mg	q.n.	p.o.

泮托拉唑肠溶片	40mg	q.d.	p.o.
琥珀酸美托洛尔缓释片	47.5mg	q.d.	p.o.

【处方问题】用法、用量不适宜。

【机制分析】2017 年欧洲心脏病学会《ST 段抬高型急性心肌梗死管理指南》指出,对肾功能不全、CKD 5 期患者可安全使用阿司匹林且无须调整剂量。阿托伐他汀说明书指出,肾脏疾病对阿托伐他汀的血药浓度和降低 LDL-C 作用无影响,因此肾功能不全患者无须调整剂量。琥珀酸美托洛尔缓释片说明书指出,肾功能对美托洛尔的清除率无明显影响,肾功能损害患者无须调整剂量。肾功能受损和老年患者的泮托拉唑日剂量一般不超过 40mg。综上所述,患者使用阿司匹林、美托洛尔、阿托伐他汀、泮托拉唑的用法用量均合理。

替格瑞洛主要通过肝脏代谢消除,经肾脏代谢和排泄的比例极低,受肾功能的影响较小。严重肾功能不全(肌酐清除率 <30ml/min)患者与肾功能正常患者相比,替格瑞洛的药效学、药动学及安全性无统计学差异,故严重肾功能不全患者使用替格瑞洛无须调整剂量。但是,替格瑞洛在接受透析治疗的患者中使用经验较少、缺乏有力证据的支持,需谨慎使用。替格瑞洛作为 PCI 术后 DAPT 方案的维持剂量为 90mg b.i.d.,本案例患者虽然存在肾功能不全,但无须调整替格瑞洛的用量,故替格瑞洛 90mg q.d. 的用法、用量不合理。本处方属用法、用量不适宜。

【干预建议】将替格瑞洛改为 90mg b.i.d. 使用。

案例 38

【处方描述】

性别:女　年龄:53 岁

临床诊断:冠心病;慢性胃炎。

处方内容:

葛兰心宁软胶囊	1.16g	t.i.d.	p.o.
硫酸氢氯吡格雷片	50mg	t.i.d.	p.o.
泮托拉唑肠溶胶囊	20mg	q.d.	p.o.
琥珀酸美托洛尔缓释片	23.75mg	q.d.	p.o.
瑞舒伐他汀钙片	10mg	q.n.	p.o.

【处方问题】用法、用量不适宜。

【机制分析】阿司匹林选择性地抑制 TXA_2 合成,阻断血小板聚集,参与多种凝血级联反应和纤溶过程,防止血栓形成,为冠心病患者首选的抗血小板药。

氯吡格雷为腺苷二磷酸(ADP)P2Y12 受体拮抗剂,可用于对阿司匹林不耐受或禁忌患者的替代治疗。消化道不良反应是抗血小板药的常见不良反应,阿司匹林的胃肠道反应发生率高。阿司匹林抑制前列腺素合成、胃黏液及 HCO_3^- 分泌,破坏胃黏膜的疏水保护屏障,使白三烯等细胞毒性物质的释放增多,进而刺激并直接损伤胃黏膜。氯吡格雷为血小板膜上的 ADP 受体拮抗剂,抑制血小板衍生生长因子及血小板释放血管内皮生长因子,从而阻碍新生血管生成,主要影响溃疡愈合。本案例患者冠心病合并慢性胃炎,选择氯吡格雷替代阿司匹林治疗是合理的,但是用药剂量和频次不合理。氯吡格雷作为冠心病二级预防的常用维持剂量为75mg,一天 1 次使用,且老年人无须调整剂量,慢性肾功能不全患者 CKD 4 期及 4 期以下患者均无须调整剂量(表4-5)。本案例患者使用氯吡格雷 50mg t.i.d. 用药,用法、用量不合理。本处方属用法、用量不适宜。

【干预建议】将硫酸氢氯吡格雷片改为 75mg q.d. 使用。

案例 39
【处方描述】

性别:女   年龄:70 岁
临床诊断:高血压 2 级(极高危);冠心病;脑动脉供血不足。
处方内容:

硝苯地平控释片	30mg	q.d.	p.o.
阿司匹林肠溶片	100mg	t.i.d.	p.o.
瑞舒伐他汀钙片	10mg	q.n.	p.o.
复方丹参滴丸	270mg	t.i.d.	p.o.

【处方问题】用法、用量不适宜。

【机制分析】阿司匹林为冠心病患者二级预防首选的抗血小板药。小剂量阿司匹林(75~100mg/d)可降低慢性稳定型心绞痛患者的心肌梗死风险,无禁忌证的患者均应小剂量长期服用。本案例患者使用阿司匹林肠溶片 100mg t.i.d.,每日维持剂量超过 100mg,显著增加出血风险。本处方属用法、用量不适宜。

【干预建议】将阿司匹林肠溶片改为 100mg q.d. 使用。

案例 40
【处方描述】

性别:男   年龄:73 岁
临床诊断:急性冠脉综合征。

处方内容：

硫酸氢氯吡格雷片	300mg	s.t.	舌下含服
阿司匹林肠溶片	300mg	s.t.	舌下含服
阿托伐他汀钙片	20mg	q.d.	p.o.
比索洛尔片	2.5mg	q.d.	p.o.
注射用低分子量肝素钠	5 000IU	q.12h	i.h.

【处方问题】剂型与给药途径不适宜。

【机制分析】舌下含服指使药物直接通过舌下毛细血管吸收入血，完成吸收过程的一种给药方式。舌下含服的给药量有限，但因为无首关消除，药物可以通过毛细血管壁被吸收，药物分子能顺利通过较大的分子间隙，吸收完全且速度较快。

本案例患者诊断为急性冠脉综合征，在急性期给予抗血小板药治疗的基础上，皮下注射低分子量肝素的抗血栓方案是合理的。ACS急性期口服的抗血小板药包括阿司匹林、氯吡格雷/替格瑞洛，如无禁忌证，推荐首次负荷给予300mg阿司匹林和300~600mg氯吡格雷（或180mg替格瑞洛）抗血小板治疗。本案例患者的抗血小板药用量合理，但是阿司匹林和氯吡格雷舌下含服的给药方式不合理。阿司匹林肠溶片为肠溶制剂，制剂工艺不适合舌下含服，且药物释放速率较慢，心肌梗死急性发作时为更快发挥抗血小板药效，建议口服水溶性阿司匹林或嚼服阿司匹林肠溶片，以促进药物迅速吸收。氯吡格雷为前体药物，经肝脏细胞色素P450氧化生成2-氧基-氯吡格雷，继之水解形成活性代谢物，从而发挥抗血小板聚集作用。舌下含服给药会使药物避免经肝肠循环，氯吡格雷无法代谢成活性代谢物产生抗血小板活性，故氯吡格雷舌下给药的方式不适宜。本处方属剂型与给药途径不适宜。

【干预建议】负荷剂量治疗时，阿司匹林肠溶片及氯吡格雷建议嚼碎后服用，以快速吸收。

六、他汀类药物

案例41
【处方描述】

性别：男　年龄：72岁

临床诊断：冠心病；高胆固醇血症；慢性肾功能不全（CKD 5 期）。

处方内容：

阿司匹林肠溶片	100mg	q.d.	p.o.
琥珀酸美托洛尔缓释片	47.5mg	q.d.	p.o.
瑞舒伐他汀钙片	20mg	q.d.	p.o.

【处方问题】遴选药品不适宜。

【机制分析】慢性肾脏病不是使用他汀类药物的禁忌证,瑞舒伐他汀的临床研究(JUPITER)关于中度慢性肾脏病受试者的亚组分析显示,不良反应发生率在患有慢性肾脏病的患者和未患有慢性肾脏病的患者中相似,对中度慢性肾脏病患者的肾功能无不良影响。美国国家脂质协会(NLA)建议,启用他汀类药物治疗前需评估肾功能,他汀类药物治疗时如果血清肌酐升高,而无横纹肌溶解征象,一般不需中断他汀类药物治疗。然而,应根据肾功能不全的严重程度调整某些他汀类药物的剂量。根据各他汀类药物说明书要求,总结慢性肾功能不全患者使用他汀类药物的信息如下:对轻、中度肾功能不全患者,瑞舒伐他汀、辛伐他汀、氟伐他汀、普伐他汀均无须调整剂量,重度肾功能不全禁用瑞舒伐他汀、氟伐他汀,重度肾功能不全慎用普伐他汀和辛伐他汀(建议日剂量 <10mg)。阿托伐他汀是唯一可在严重肾功能不全人群中使用,且无须调整剂量的他汀类药物。本案例患者CKD 5 期,严重肾功能不全,使用瑞舒伐他汀存在用药禁忌。本处方属遴选药品不适宜。

2017 年欧洲心脏病学会《ST 段抬高型急性心肌梗死管理指南》指出,对肾功能不全、CKD 5 期患者可安全使用阿司匹林且无须调整剂量。琥珀酸美托洛尔缓释片说明书指出,肾功能对美托洛尔的清除率无明显影响,肾功能损害患者无须调整剂量。综上所述,患者使用阿司匹林、美托洛尔合理。

【干预建议】将瑞舒伐他汀改为阿托伐他汀治疗。

案例 42
【处方描述】

性别:女   年龄:30 岁
临床诊断:原发性高胆固醇血症;妊娠中期。
处方内容:

| 阿托伐他汀钙片 | 20mg | q.n. | p.o. |

【处方问题】遴选药品不适宜。

【机制分析】他汀类药物妊娠期使用时可能危害胎儿,服用他汀类药物的妇女一旦受孕,应立即停药。育龄妇女只有在妊娠可能性极小和已被告知药物对孕妇的潜在危险时方可服用此类药物。目前,阿托伐他汀类药物在妊娠期应用的对照研究不够充分,罕见因宫内暴露于阿托伐他汀引起先天异常的报告。但是,动脉粥样硬化为慢性病变过程,原发性高胆固醇血症患者在妊娠期间停用调血脂药治疗对动脉粥样硬化疾病长期转归的影响甚微。正常妊娠状态下体内的血清胆固醇和甘油三酯水平升高,而胆固醇或胆固醇衍生物是胎儿发育的必需物质。综上所述,妊娠期患者应停用他汀类药物。本处方属遴选药品不适宜。

【干预建议】停用阿托伐他汀。

案例 43
【处方描述】

性别:男　年龄:60 岁

临床诊断:冠心病,陈旧性心肌梗死 PCI 术后;慢性心功能不全(NYHA Ⅱ级);高血压 2 级(极高危)。

处方内容:

阿司匹林肠溶片	100mg	q.d.	p.o.
硫酸氢氯吡格雷片	75mg	q.d.	p.o.
氟伐他汀钠胶囊	20mg	q.n.	p.o.
琥珀酸美托洛尔缓释片	47.5mg	q.d.	p.o.
马来酸依那普利片	10mg	q.d.	p.o.
依折麦布片	10mg	q.d.	p.o.

【处方问题】遴选药品不适宜。

【机制分析】2017 年美国心脏协会更新关于动脉粥样硬化性心血管系统疾病风险管理中降低 LDL-C 的非他汀类药物治疗专家共识,建议动脉粥样硬化性心血管系统疾病患者他汀类药物治疗 LDL-C 未达标时,应该加用非他汀类药物治疗。他汀类药物治疗的基础上添加非他汀类药物治疗,应考虑额外的 LDL-C 降低百分比、患者的意愿、费用、给药途径等其他因素,优先选择加用循证证据更充分的药物,如依折麦布或前蛋白转化酶枯草杆菌蛋白酶 9(proprotein convertase subtilisin/kexin type 9,PCSK9)抑制剂。依折麦布的安全性、可耐受性以及该药降低动脉粥样硬化性心血管系统疾病风险的疗效确切,已被证实联合中等强度他汀类药物能进一步降低 ACS 患者的血脂水平及心血管终点事件,被推荐为非他汀类药物治疗的首选药物。不能耐受依折麦布的患者可使用胆汁酸结合树脂。上述药物仍不能使 LDL-C 达标时,推荐使用 PCSK9 抑制剂,但不建议 PCSK9 抑制剂用于妊娠或近期计划妊娠的患者。2018 年,依洛尤单抗获国家药品监督管理部门批准,成为首个在中国上市的 PCSK9 抑制剂。

他汀类药物与依折麦布两类调血脂药分别影响胆固醇的合成和吸收,联用可产生良好的协同作用。多项临床试验观察到依折麦布与不同种类的他汀类药物联用有良好的调脂效果,可进一步降低血清 LDL-C 水平和心血管事件风险,且不增加他汀类药物的不良反应。《中国成人血脂异常防治指南(2016年修订版)》建议对中等强度他汀类药物治疗胆固醇水平不达标或不耐受者,可考虑中 / 低强度他汀类药物与依折麦布联合治疗。他汀类药物的降胆固醇强度见表 4-12。本案例患者为 PCI 术后患者,他汀类药物除能有效降低 TC、LDL-C 水平外,还具有稳定斑块、延缓斑块进展、抑制炎症反应、改善内皮细胞功能等心血管保护作用,为冠心病患者首选的调血脂药,推荐选择强效他汀类药物治疗。根据国内外指南,冠心病患者的 LDL-C 控制目标为 1.8mmol/L(70mg/dl)以下或较基础值降低 50%。在已达到他汀类药物最大耐受剂量的情况下,如果 LDL-C 仍未达标,如冠心病等高危患者的 LDL-C>1.8mmol/L(70mg/dl),可联合依折麦布。他汀类药物联合依折麦布治疗后仍有较高水平的 LDL-C 者,可考虑加用 PCSK9 抑制剂。本案例患者所用的氟伐他汀为弱效他汀类药物,日剂量 20mg 并未达到最大耐受剂量,联合依折麦布不是首选的调脂方案。本处方属遴选药品不适宜。

表 4-12   他汀类药物的降胆固醇强度

高强度 (日剂量可降低 LDL-C ≥ 50%)	中等强度 (日剂量可降低 LDL-C 25%~50%)
阿托伐他汀 40~80mg[*]	阿托伐他汀 10~20mg
瑞舒伐他汀 20mg	瑞舒伐他汀 5~10mg
	氟伐他汀 80mg
	洛伐他汀 40mg
	匹伐他汀 2~4mg
	普伐他汀 40mg
	辛伐他汀 20~40mg

注:[*]阿托伐他汀说明书中的最大日剂量可用至 80mg,但中国人使用该剂量的临床获益证据不足,肝毒性、肌损伤风险增加,须谨慎使用。

【干预建议】停用依折麦布,根据患者的 LDL-C 水平改为强效降脂的阿托伐他汀或瑞舒伐他汀治疗。

案例 44
【处方描述】

性别:男　年龄:70 岁

临床诊断:冠心病;2 型糖尿病。

处方内容:

瑞舒伐他汀钙片	10mg	q.n.	p.o.
吉非罗齐片	0.3g	b.i.d	p.o.
阿司匹林肠溶片	0.1g	q.d.	p.o.
盐酸二甲双胍片	0.25g	t.i.d.	p.o.
富马酸比索洛尔片	2.5mg	q.d.	p.o.

【处方问题】联合用药不适宜。

【机制分析】贝特类药物包括非诺贝特、吉非罗齐、苯扎贝特等,主要以降低 TG 为主,其中非诺贝特的研究最多、循证医学证据最充分。他汀类药物与贝特类药物的代谢途径相似,均有潜在损伤肝功能的可能性,并有发生肌炎和肌病的风险,合用时发生不良反应的概率增高。因此,他汀类药物和贝特类药物联合用药的安全性应高度重视。吉非罗齐与他汀类药物合用发生肌病的风险相对较高,不建议常规与他汀类药物联用。根据《中国成人血脂异常防治指南(2016 年修订版)》推荐,他汀类药物与非诺贝特联用可使高 TG 伴低 HDL-C 水平患者心血管获益,仅适用于严重高 TG 血症伴或不伴低 HDL-C 水平的混合性高脂血症患者,尤其是糖尿病和代谢综合征时伴有的血脂异常,高危心血管系统疾病患者经他汀类药物治疗后仍存在 TG 或 HDL-C 水平控制不佳者。本案例患者诊断为冠心病,调节血脂主要以控制 LDL-C 达标为主,单独使用瑞舒伐他汀钙即可。如果中等强度他汀类药物治疗 LDL-C 水平不达标或不耐受者,可考虑中/低强度他汀类药物与依折麦布联合治疗。本处方属联合用药不适宜。

【干预建议】停用吉非罗齐。

案例 45
【处方描述】

性别:女　年龄:71 岁

临床诊断:冠心病;支气管炎。

处方内容：

阿司匹林肠溶片	100mg	q.d.	p.o.
硫酸氢氯吡格雷片	75mg	q.d.	p.o.
辛伐他汀分散片	20mg	q.n.	p.o.
琥珀酸美托洛尔缓释片	47.5mg	q.d.	p.o.
克拉霉素片	0.25g	b.i.d.	p.o.

【处方问题】联合用药不适宜。

【机制分析】辛伐他汀虽然对肝药酶CYP3A4并无抑制活性，不会影响通过CYP3A4代谢的其他药物的血浆浓度，但该药为CYP3A4代谢底物。克拉霉素既是CYP3A4底物，也是强效CYP3A4抑制剂，与辛伐他汀联用可能增加辛伐他汀的血浆浓度，进而导致患肌病和/或横纹肌溶解的风险增加。因此，辛伐他汀禁止与克拉霉素联合使用。此外，使用辛伐他汀时还要避免与其他强效CYP3A4抑制剂联用，如大环内酯类抗生素（红霉素、克拉霉素、泰利霉素）、咪唑类抗真菌药（伊曲康唑）、HIV蛋白酶抑制剂或奈法唑酮。如不可避免需要同用时，建议在上述药物治疗期间停用辛伐他汀。

他汀类药物中主要经CYP3A4代谢的有阿托伐他汀、洛伐他汀、辛伐他汀；经CYP2C9代谢的有瑞舒伐他汀、氟伐他汀和匹伐他汀；普伐他汀无须通过肝药酶代谢，与其他药物的相互作用小。他汀类药物与克拉霉素联用时，建议首选不需要通过肝药酶代谢的普伐他汀，若普伐他汀的降脂疗效不达标，可选择与克拉霉素经不同肝药酶代谢途径的强效他汀类药物如瑞舒伐他汀。胆固醇吸收抑制剂依折麦布未发现与已知的经细胞色素P450 1A2、2D6、2C8、2C9、3A4或N-乙酰酶代谢的药物之间存在有临床意义的药动学相互作用，在无其他合适的他汀类药物可以选择的情况下，建议选择依折麦布替代他汀类药物调脂治疗。他汀类药物肝药酶代谢底物见表4-13。本处方属联合用药不适宜。

表4-13　他汀类药物肝药酶代谢底物

	洛伐他汀	辛伐他汀	阿托伐他汀	普伐他汀	氟伐他汀	瑞舒伐他汀	匹伐他汀
CYP3A4底物	是	是	是	否	否	否	否
CYP2C9底物	否	否	否	否	是	是	是

【干预建议】将辛伐他汀改为普伐他汀或瑞舒伐他汀。

案例 46

【处方描述】

性别:男　年龄:64 岁
临床诊断:冠心病;肾移植术后。
处方内容:

富马酸比索洛尔片	2.5mg	q.d.	p.o.
阿司匹林肠溶片	100mg	q.d.	p.o.
辛伐他汀分散片	20mg	q.n.	p.o.
吗替麦考酚酯胶囊	500mg	q.12h	p.o.
环孢素软胶囊	100mg	b.i.d.	p.o.

【处方问题】联合用药不适宜。

【机制分析】肝摄取转运蛋白有机阴离子转运体主要存在于人体肝脏的基底膜外侧,可将他汀类药物由血液转运至肝细胞内,他汀类药物是有机阴离子转运多肽 1B1(organic anion transporting polypeptide 1B1,OATP1B1) 和 / 或 OATP1B3 载体底物。环孢素为 OATP1B1 抑制剂,与通过 OATP1B1 载体转运的他汀类药物联用能显著增加后者的生物利用度。他汀类药物与环孢素联合用药不会影响环孢素的血药浓度,但可能增加肌病或横纹肌溶解的发生风险。洛伐他汀(商品名:海立片)、阿托伐他汀(商品名:立普妥)、瑞舒伐他汀(商品名:可定)、匹伐他汀(商品名:力清之)说明书均建议避免与环孢素联合应用。同时服用环孢素的患者,辛伐他汀建议起始剂量为 5mg/d,不应超过 10mg/d。普伐他汀虽然同为 OATP1B1 载体底物,但临床资料显示环孢素可与剂量高至 20mg 的普伐他汀联用。氟伐他汀无须经 OATP1B1 载体转运,临床研究表明对在稳定的环孢素治疗的肾移植患者中使用氟伐他汀,氟伐他汀的暴露量及最大血药浓度增加 2 倍,但无显著的临床意义,建议两者慎重联用。

本案例患者为肾移植患者,长期使用环孢素应避免与洛伐他汀、阿托伐他汀、瑞舒伐他汀、匹伐他汀联用,辛伐他汀 20mg/d 的剂量偏大,建议谨慎选择不经过 OATP1B1 载体转运的普伐他汀治疗。影响他汀类药物肝脏转运的蛋白载体见表 4-14。本处方属联合用药不适宜。

表 4-14 影响他汀类药物肝脏转运的蛋白载体

	洛伐他汀	辛伐他汀	阿托伐他汀	普伐他汀	氟伐他汀	瑞舒伐他汀	匹伐他汀
OATP1B1	是	是	是	是	否	是	是
OATP1B3	否	否	否	是	是	是	否
环孢素	A	10[*]	A	20[*]	C	A	A

注:[*]为最大联用剂量(mg/d);A 为 avoid,避免联用;C 为 caution,谨慎联用。

【干预建议】将辛伐他汀改为普伐他汀,联用环孢素期间需定期检测肌酸激酶,密切关注肌肉毒性反应。

案例 47

【处方描述】

性别:男　年龄:71 岁

临床诊断:冠心病;心律失常;心力衰竭(NYHA Ⅲ级)。

处方内容:

硫酸氢氯吡格雷片	75mg	q.d.	p.o.
辛伐他汀分散片	40mg	q.n.	p.o.
螺内酯片	20mg	b.i.d.	p.o.
地高辛片	0.125mg	q.d.	p.o.
盐酸胺碘酮片	0.2g	q.d.	p.o.

【处方问题】联合用药不适宜。

【机制分析】胺碘酮与辛伐他汀合用:胺碘酮可抑制 CYP3A4 介导的辛伐他汀代谢,两者合用可使辛伐他汀的血药浓度升高,增加出现肌肉毒性(如肌病、横纹肌溶解)的风险。辛伐他汀(商品名:舒降之)说明书建议与胺碘酮联用时剂量不超过 20mg/d,本案例患者使用辛伐他汀 40mg/d,剂量过大。胺碘酮与他汀类药物应权衡利弊联用,密切监测是否有肌毒性的临床表现,联用时他汀类药物的起始剂量和维持剂量宜小。患者心律失常需使用胺碘酮治疗时,首选不经 CYP450 代谢的他汀类调血脂药如普伐他汀,若普伐他汀的降脂强度不够,可选择强效降脂作用的瑞舒伐他汀。瑞舒伐他汀为 CYP2C9 弱底物,与胺碘酮联用不受影响。

其他药物与地高辛的相互作用:抗心律失常药胺碘酮可降低洋地黄类药物的清除率;辛伐他汀抑制地高辛经 P 糖蛋白转运,导致地高辛的全身暴露量增加;螺内酯可延长地高辛的半衰期,可能改变地高辛的血浆浓度及药理作用;胺碘酮、辛伐他汀、螺内酯三者与地高辛联用均可能增加地高辛的血清浓度,使发生胃肠道反应、神经精神毒性症状及心律失常的风险增加。上述药物建议谨慎合用,并加强对患者的心电监护及地高辛的血药浓度监测,使地高辛安全治疗的血药浓度维持在 0.8~2.0ng/ml 为宜。本处方属联合用药不适宜。

【干预建议】将辛伐他汀改为普伐他汀或瑞舒伐他汀,并做好他汀类药物、地高辛的药学监护。

案例 48

【处方描述】

性别:男　年龄:86 岁

临床诊断:冠心病;前列腺增生。

处方内容:

阿托伐他汀钙片	20mg	q.n.	p.o.
血脂康胶囊	0.9g	b.i.d.	p.o.
阿司匹林肠溶片	100mg	q.d.	p.o.
盐酸坦索罗辛缓释胶囊	0.2mg	q.d.	p.o.

【处方问题】联合用药不适宜。

【机制分析】1979 年日本学者首先从红色红曲霉菌 *Monascus ruber* 中发现某些能产生抑制胆固醇合成活性的物质,命名为 monacolin K。1980 年美国学者从土曲霉中发现与 monacolin K 相似的物质,命名为 mevinolin,即现在的洛伐他汀。1987 年洛伐他汀首次在美国上市,为第一个上市的他汀类药物。20 世纪90 年代初,中国北京大学的专家们培育出一种能稳定产生他汀类物质的红曲,命名为特质红曲,这就是血脂康的主要成分,含有约 6% 的洛伐他汀和其他天然复合他汀类。本案例患者为 86 岁的高龄患者,在使用强效阿托伐他汀降脂治疗的基础上,不建议再联用含有天然他汀类药物功效的血脂康,以免增加肌病风险。本处方属联合用药不适宜。

【干预建议】停用血脂康。

案例 49

【处方描述】

性别:男　年龄:76 岁

临床诊断:冠心病;高血压 1 级(极高危);高尿酸血症。

处方内容:

阿司匹林肠溶片	100mg	q.d.	p.o.
普伐他汀钠片	20mg	b.i.d.	p.o.
坎地沙坦酯片	12mg	q.d.	p.o.
琥珀酸美托洛尔缓释片	47.5mg	q.d.	p.o.
苯溴马隆片	50mg	q.d.	p.o.

【处方问题】用法、用量不适宜。

【机制分析】胆固醇的合成主要在肝脏,而肝脏 HMG-CoA 还原酶具有昼夜节律,其活性在中午最低,半夜最高。所以人体内胆固醇的合成也有节律性,中午最少,半夜最多。对于半衰期较短的他汀类药物晚饭后或睡前服用可获得更好的降脂效果而对于半衰期长的他汀类药物如阿托伐他汀、瑞舒伐他汀一天中的任意时间给药均不会影响药物疗效,且服药不受进餐影响。本案例患者使用的普伐他汀为短效他汀类药物,宜晚上或睡前服药,一天一次即可。各他汀类药物的半衰期总结见表 4-15。本处方属用法、用量不适宜。

表 4-15　他汀类药物的半衰期

	洛伐他汀	辛伐他汀	阿托伐他汀	普伐他汀	氟伐他汀	瑞舒伐他汀	匹伐他汀
剂量 /mg	10~80	5~40	10~80	20~80	20~80	5~40	1~4
半衰期 / 小时	2	2	14	2	3	19	12

【干预建议】将普伐他汀钠改为 40mg q.n. 服用。

七、血管紧张素转换酶抑制药 / 血管紧张素 Ⅱ 受体阻滞药

案例 50

【处方描述】

性别:男　年龄:48 岁

临床诊断:冠心病,慢性稳定型心绞痛;高血压 2 级(极高危);肾功能不全(CKD 4 期)。

处方内容:

阿司匹林肠溶片	100mg	q.d.	p.o.
阿托伐他汀钙片	10mg	q.n.	p.o.

琥珀酸美托洛尔缓释片	23.75mg	q.d.	p.o.
培哚普利片	4mg	q.d.	p.o.
硝酸异山梨酯缓释胶囊	40mg	q.d.	p.o.

【处方问题】遴选药品不适宜。

【机制分析】患者高血压合并冠心病,根据2018年中国《冠心病合理用药指南(第2版)》,首选β受体拮抗剂和ACEI/ARB这两类药物降压治疗,降压的同时可改善患者的预后,提高患者的生存率。本案例患者为肾功能不全(CKD 4期),ACEI选择培哚普利,该药主要由肾排泄,会加重肾损害。培哚普利说明书指出对肾功能30ml/min<Ccr<60ml/min的患者,建议日剂量不超过2mg。本案例患者使用培哚普利4mg q.d.,剂量过大。ACEI中的福辛普利由肝、肾双通道排泄,对轻至重度肾功能不全患者无须调整剂量,为该患者首选的ACEI。本处方属遴选药品不适宜。

【干预建议】停用培哚普利,改为福辛普利。

八、其他合并用药

案例 51
【处方描述】

性别:男　年龄:48岁

临床诊断:冠心病,支架植入术后;肾功能不全(CKD 2期);高血压2级(极高危);高脂血症;高尿酸血症。

处方内容:

阿司匹林肠溶片	100mg	q.d.	p.o.
硫酸氢氯吡格雷片	75mg	q.d.	p.o.
辛伐他汀分散片	40mg	q.n.	p.o.
缬沙坦胶囊	80mg	q.d.	p.o.
苯溴马隆胶囊	50mg	q.d.	p.o.
依托考昔片	0.12g	q.d.	p.o.

【处方问题】遴选药品不适宜、联合用药不适宜。

【机制分析】非甾体抗炎药(nonsteroidal anti-inflammatory drug,NSAID)根据其对环氧合酶(cyclooxygenase,COX)抑制的活性可以分为以下4类:①选择性COX-1抑制剂,即只抑制COX-1,对COX-2无明显影响。目前只有小剂量阿司匹林(≤ 0.3g/d)被列入此类,对心血管具有保护作用。②COX 非选择性抑制剂,即同时抑制 COX-1 和 COX-2。包括布洛芬、萘普生、双氯芬酸钠、高剂量阿司匹林、吲哚美辛、吡罗昔康等。③选择性 COX-2 抑制剂,即抑制 COX-2 的同时并不明显抑制 COX-1(两者的比例约为 20:1),但在较大剂量时也抑制 COX-1。包括美洛昔康、氯诺昔康、尼美舒利、萘丁美酮、依托考昔等。④特异性 COX-2 抑制剂(两者的比例为 100:1),即几乎只抑制 COX-2,对 COX-1 没有活性。包括罗非昔布、塞来昔布。目前,对于上述各类 NSAID 对心血管风险影响大小的排序尚无定论。

2007 年 2 月美国心脏协会发布声明,尽量避免使用会为患者带来心血管系统疾病风险的 NSAID,已经有心血管系统疾病或心血管系统疾病风险高危患者避免使用高选择性 COX-2 抑制剂,尽量换用其他类型的镇痛药。2008 年 7 月国家食品药品监督管理局对 NSAID 的说明书进行修订,内容包括禁用于 CABG 围手术期疼痛的治疗、禁用于重度心力衰竭患者、慎用于有高血压和 / 或心力衰竭(如体液潴留和水肿)病史的患者。同时注明可导致新发高血压或使已有的高血压加重,可能引起致命性的严重心血管血栓性不良事件、心肌梗死和卒中的风险增加,所有 NSAID 有相似的风险(小剂量阿司匹林除外);有心血管系统疾病或心血管系统疾病危险因素的患者其风险更大,即使既往没有心血管症状,医师和患者也应对此类事件的发生保持警惕。

小剂量阿司匹林主要抑制 COX-1,通过抑制 TXA_2 合成而发挥抗血小板聚集作用,阻止血栓形成,是心血管系统疾病的重要一级和二级预防药物。依托考昔为选择性 COX-2 抑制剂,具有抗炎、镇痛和解热作用,适用于急性期和慢性期骨关节炎的治疗,也可以治疗急性痛风性关节炎。依托考昔(商品名:安康信)说明书提到,该药避免与其他任何非甾体抗炎药或者阿司匹林合并用药;患晚期肾脏疾病(肌酐清除率 <30ml/min)的患者不推荐使用本品。依托考昔的禁忌证包括:①有活动性消化道溃疡 / 出血,或者既往曾复发溃疡 / 出血的患者;②服用阿司匹林或其他非甾体抗炎药后诱发哮喘、荨麻疹或过敏反应的患者;③充血性心力衰竭[纽约心脏病学会(NYHA)心功能分级Ⅱ~Ⅳ级];④确诊的缺血性心脏病、外周动脉疾病和 / 或脑血管病(包括近期进行过冠状动脉旁路移植术或血管成形术的患者)。2013 年美国 ACCF/AHA 发布的《ST 段抬高型心肌梗死处置指南》指出,传统非甾体抗炎药(NSAID)和选择性 COX-2 抑制剂可能与增加死亡、再次梗死、心脏破裂、高血压、肾功能不全和心力衰竭的风险相关。对 STEMI 患者,禁忌使用传统非甾体抗炎药和选择性 COX-2 抑制剂。在急性期不应该开始使用,在住院前已使用的患者应该停用。

综上所述,依托考昔为选择性 COX-2 抑制剂,通过抑制 PGI_2 的合成增加血栓形成风险,本案例患者心肌梗死急性期不宜使用。此外,患者合并肾功能不全及高血压,不宜选择依托考昔作为痛风发作期的症状缓解药物。根据我国《原发性痛风诊断和治疗指南(2011)》及《高尿酸血症和痛风治疗中国专家共识(2013)》意见,糖皮质激素类药物适用于对 NSAID 不耐受、肾功能不全的痛风急性期患者。复方倍他米松为批准用于痛风治疗的糖皮质激素,该药为难溶的二丙酸倍他米松与易溶的倍他米松磷酸钠组成的复方制剂。倍他米松磷酸钠(2mg/ml)注射后快速吸收奏效,缓解疼痛;二丙酸倍他米松(5mg/ml)注射后缓慢吸收,持续控制症状。

最后,患者肾功能不全,CKD 2 期,使用缬沙坦、苯溴马隆、辛伐他汀合理,但需定期检测血清肌酐值。当肌酐值持续升高超过用药前的 50% 时,需停用缬沙坦;肌酐清除率 <20ml/min 时,禁忌使用苯溴马隆;肌酐清除率 <30ml/min 时,辛伐他汀的日剂量不宜超过 10mg。CKD 5 期以上的患者使用阿司匹林,CKD 4 期以上的患者使用氯吡格雷合理,且无须调整剂量。本处方属遴选药品不适宜、联合用药不适宜。

【干预建议】停用依托考昔,痛风急性期改为复方倍他米松治疗。

案例 52

【处方描述】

性别:女　年龄:79 岁

临床诊断:急性 ST 段抬高心肌梗死,心功能(Killip Ⅰ级);高血压 3 级(极高危);抑郁症。

处方内容:

阿司匹林肠溶片	100mg	q.d.	p.o.
硫酸氢氯吡格雷片	75mg	q.d.	p.o.
泮托拉唑肠溶片	40mg	q.d.	p.o.
阿托伐他汀胶囊	20mg	q.d.	p.o.
琥珀酸美托洛尔缓释片	47.5mg	q.d.	p.o.
马来酸依那普利片	10mg	q.d.	p.o.
氟哌噻吨美利曲辛片	10.5mg	q.m.	p.o.
艾司唑仑片	1mg	q.n.	p.o.

【处方问题】遴选药品不适宜。

【机制分析】抗抑郁药氟哌噻吨美利曲辛是噻吨类神经阻滞剂(氟哌噻吨)和三环类抗抑郁药(美利曲辛)2 种化合物组成的复方制剂。小剂量氟哌噻吨具有抗焦虑和抗抑郁作用。美利曲辛为双相抗抑郁药,低剂量应用时具有兴奋特性。与阿米替林具有相同的药理作用,但镇静作用更弱。心血管不良反应为三环类抗抑郁药的主要不良反应,氟哌噻吨美利曲辛片中的美利曲辛属于三环类抗抑郁药,可拮抗 α 受体,诱发直立性低血压、心动过速等症状。此类药物对心脏传导系统有"奎尼丁样作用",可导致心律失常(室性期前收缩、心房扑动及心房颤动,少数可引起心室颤动)和传导阻滞,严重时可导致心脏停搏。急性心肌梗死患者发生恶性心律失常、心力衰竭、心源性休克等并发症常见,氟哌噻吨美利曲辛片(商品名:黛力新)说明书【禁忌】项载:不推荐用于心肌梗死恢复早期、各种程度的心脏传导阻滞或心律失常及冠状动脉缺血患者。本案例患者心肌梗死急性期,使用氟哌噻吨美利曲辛片属于禁忌用药。5-羟色胺再摄取抑制剂为一线抗抑郁药,对心血管系统的影响很小,但该类药物因为影响血小板激活,可能增加出血风险,需密切监护出血风险。本处方属遴选药品不适宜。

【干预建议】停用氟哌噻吨美利曲辛,改为心血管不良反应较小的抗抑郁药治疗,如选择性 5-羟色胺再摄取抑制剂。

第五节 小 结

冠心病治疗药物主要分为抗心肌缺血药物和预防心肌梗死、改善预后的药物两大类。前者包括一线抗心肌缺血药物 β 受体拮抗剂、硝酸酯类药物、CCB,以及二线抗心肌缺血药物曲美他嗪、尼可地尔、伊伐布雷定等药物。抗血栓药、他汀类调血脂药、ACEI/ARB、β 受体拮抗剂具有预防心肌梗死、改善预后的作用,是冠心病二级预防非常重要的药物。各类药物处方审核重点概括如下:

一、抗心肌缺血药物

硝酸酯类药物处方审核重点为适应证和用法用量的合理性。冠心病合并严重的低血压、未控制的青光眼、梗阻性肥厚型心肌病等情况禁忌使用硝酸酯类药物。此外,长期使用硝酸酯类药物的患者每天要留出 10~12 小时的无药期,如单硝酸异山梨酯缓释制剂不宜一天 2 次给药,以免产生耐药性。β 受体拮抗剂兼具抗心肌缺血和预防心肌梗死、改善预后的双重作用,诊断为冠心病的患者在能耐受且没有禁忌的情况下均应使用 β 受体拮抗剂并控制心率达标。此类药物应重点审核处方用药不足和用法用量问题,对没有禁忌证却未使用 β 受体拮抗剂的处方亦为不合理处方。冠心病宜选用选择性 $β_1$ 受体拮抗剂,临床常用药物为美托洛尔、比索洛尔,长效制剂应一天 1 次给药。CCB 需重点审核药物适应证、用法用量及降压方案的合理性。CCB 为变异型心绞痛患者首选的抗心肌缺血药物,并非急性心肌梗死患者首选的抗心肌缺血药物。冠心病合并高血压的降压方案首选 β 受体拮抗剂和 ACEI/ARB,在此治疗的基础上血压仍控制不佳的情况方可加用长效 CCB。冠心病患者使用长效 CCB 如硝苯地平控释片、氨氯地平应一天 1 次给药,避免使用短效 CCB。曲美他嗪是临床最常用的其他二线抗心肌缺血药物,该药不宜用于眩晕、耳鸣的患者,对肾功能不全患者需减量或停止使用。此外,曲美他嗪可能致运动障碍风险增加,对合并帕金森综合征、不宁腿综合征、原发性震颤的患者禁忌使用。药师在处方审核过程中需重点关注曲美他嗪是否存在用药禁忌、用法用量是否适宜。

二、预防心肌梗死、改善预后的药物

该类药物能够提高冠心病患者的生存率,是冠心病治疗的基石,无禁忌证或不耐受的情况下均需使用。此类药物首先需审核处方中是否存在用药不足的问题。抗血栓药包括抗血小板药、抗凝血药、溶栓药,应审核药物适应证、用法用量、用药疗程及联合用药等合理性。抗血栓药的合理使用需权衡血栓与出血风险,ACS 行 PCI 术 1 年内的患者需二联抗血小板治疗,1 年以后单联抗血小板可选择阿司匹林或氯吡格雷。对冠心病合并心房颤动等需要抗凝治疗的患者,尤其需要审核遴选的抗血栓药是否合理。一般而言,ACS 行 PCI 术超过 1 年合并心房颤动的患者(卒中风险评估后需要抗凝的情况下)单独使用抗凝血药即可,同时使用抗血小板与抗凝血药不合理。ACS 行 PCI 术 1 年内合并心房颤动,需在单联或二联抗血小板药的基础上加用抗凝血药,但二联或三联抗血栓的疗程取决于患者出血与血栓风险的评估,需个体化分析。高血脂是冠心病发病的重要危险因素,他汀类药物除降血脂外,还有稳定斑块、改善血管内膜功能等多重作用,冠心病患者应长期使用。他汀类药物易与其他药物发生相互作用,处方审核应重点关注联合用药是否合理,避免血药浓度升高、增加肝脏和肌肉毒性。除此之外,他汀类药物的合理使用还需综合考虑药物对肝肾功能的影响和降脂强度等多种因素。冠心病患者使用 ACEI/ARB 不应只局限用于降压,对急性心肌梗死患者,如无禁忌证均需使用,以改善心室重构、提高患者的预后。冠心病合并高血压或糖尿病或心功能不全或慢性肾脏病也应使用 ACEI/ARB。此类药物的常见不合理用药包括用法、用量不适宜,联合用药不适宜等问题。此外,ACEI 与 ARB 的作用机制相似,不宜同时使用;与螺内酯等能引起电解质紊乱的药物联用需谨慎。

总之,冠心病患者常合并高血压、糖尿病、高血脂等其他慢性病,病情复杂,用药品种繁多。冠心病处方审核是药师审方的难点也是重点,审方药师需夯实冠心病用药专业知识并结合患者的个体情况进行分析,以促进临床合理用药。

(陈艳芳　周　娟)

参考文献

[1]　张幸国,胡丽娜.临床药物治疗学各论 [M].北京:人民卫生出版社,2015:133-194.

［2］胡大一.心血管内科学高级教程 [M].北京：中华医学电子音像出版社，2016: 126-164.

［3］中国医师协会心血管内科医师分会.硝酸酯类药物静脉应用建议 [J].中华内科杂志，2014, 53 (1): 74-78.

［4］中华医学会心血管病学分会介入心脏病学组，中华医学会心血管病学分会动脉粥样硬化与冠心病学组，中国医师协会心血管内科医师分会血栓防治专业委员会，等.稳定性冠心病诊断与治疗指南 [J].中华心血管病杂志，2018, 46 (9): 680-694.

［5］国家卫生计生委合理用药专家委员会，中国药师协会.冠心病合理用药指南（第2版）[J].中国医学前沿杂志（电子版），2018, 10 (6): 1-130.

［6］中国医师协会心血管内科医师分会血栓防治专业委员会，中华医学会心血管病学分会介入心脏病学组，中华心血管病杂志编辑委员会.急性冠状动脉综合征特殊人群抗血小板治疗中国专家建议 [J].中华心血管病杂志，2018, 46 (4): 255-266.

［7］中华医学会心血管病学分会，中华心血管病杂志编辑委员会.急性 ST 段抬高型心肌梗死诊断和治疗指南 [J].中华心血管病杂志，2015, 43 (5): 380-393.

［8］抗栓治疗消化道损伤防治专家组.抗栓治疗消化道损伤防治中国专家建议 [J].中华内科杂志，2016, 55 (7): 564-567.

［9］他汀类药物安全性评价工作组.他汀类药物安全性评价专家共识 [J].中华心血管病杂志，2014, 42 (11): 890-894.

［10］中华医学会心血管病学分会，中华心血管病杂志编辑委员会.非 ST 段抬高型急性冠状动脉综合征诊断和治疗指南 (2016)[J].中华心血管病杂志，2017, 45 (5): 359-376.

［11］European Society of Cardiology. 2017 ESC Guidelines for the management of acute myocardial infarction in patients presenting with ST-segment elevation [J]. European Heart Journal, 2017, 00: 1-66.

［12］NEWMAN C B, PREISS D, TOBERT J A, et al. Statin safety and associated adverse events: a scientific statement from the American Heart Association [J]. Arteriosclerosis thrombosis and vascular biology, 2019, 39 (2): e38-e81.

［13］ROFFI M, PATRONO C, COLLET J P, et al. 2015 ESC guidelines for the management of acute coronary syndromes in patients presenting without persistent ST-segment elevation: task force for the management of acute coronary syndromes in patients presenting without persistent ST-segment elevation of the European Society of Cardiology (ESC)[J]. European heart journal, 2016, 37 (3): 267-315.

［14］中国医师协会急诊医师分会，国家卫健委能力建设与继续教育中心急诊学专家委员会，中国医疗保健国际交流促进会急诊急救分会.急性冠脉综合征急诊快速诊治指南 (2019)[J].临床急诊杂志，2019, 20 (4): 253-262.

［15］国家卫生计生委合理用药专家委员会，中国药师协会.急性 ST 段抬高型心肌梗死溶栓治疗的合理用药指南（第2版)[J].中国医学前沿杂志（电子版），2019, 11 (1): 40-65.

［16］中国成人血脂异常防治指南修订联合委员会.中国成人血脂异常防治指南 (2016 年修订版)[J].中国循环杂志，2016, 31 (10): 937-953.

［17］JANUARY C T, WANN L S, CALKINS H, et al. 2019 AHA/ACC/HRS Focused Update of the 2014 AHA/ACC/HRS Guideline for the Management of Patients With Atrial Fibrillation [J]. 2019, 16 (8): e66-e93.

28校